Jürgen Vieten

Psyche aus Leidenschaft

Jürgen Vieten

Psyche aus Leidenschaft

Seelische Erkrankungen verständlich erklärt

WINDPFERD

Wichtiger Hinweis: Die in diesem Buch veröffentlichten Beschreibungen und Ratschläge wurden von dem Autor mit größter Sorgfalt erarbeitet und geprüft. Sie spiegeln jahrelange Berufserfahrung wider. Eine Garantie kann jedoch nicht übernommen werden. Ebenso ist eine Haftung, des Verfassers beziehungsweise des Verlages und seiner Beauftragten, für Personen-, Sach- oder Vermögensschäden ausgeschlossen.
Zur einfachen Lesbarkeit wurde vermehrt eine neutrale oder männliche Form verwendet, natürlich schließt jede Personenbenennung/-beschreibung immer alle Geschlechter mit ein.

Die Originalausgabe ist 2022 im Selbstverlag erschienen.

1. Auflage Windpferd 2024, überarbeitete Neuauflage

Umschlaggestaltung: Kate Cahill und Florian van Wissel
Lektorat: Ute Jansen
Satz und Layout: Red Cape Production, Berlin
Gesetzt aus der Tisa Pro und der Tisa Sans
Druck und Bindung: C.H.Beck, Nördlingen

FSC www.fsc.org
MIX
Papier | Fördert gute Waldnutzung
FSC® C019821

ISBN 978-3-86410-386-5
www.windpferd.de

Inhalt

Danksagungen

Mein besonderer Dank gilt Jenny, meiner dritten Frau, sowie meiner verstorbenen Frau Edith, meinen Söhnen, vor allem Hendrik, der sich klaglos der undankbaren Aufgabe des Gegenlesens stellte, aber auch Lukas, sowie meinen Stieftöchtern Sophia und Elisabeth, meiner Schwiegertochter Alischa für ihre nie enden wollende Geduld und ihre Kritik, für Anregungen und Ermutigungen und den Diskussionen mit meinem Sohn Stefan und meiner Schwiegertochter Sophie.

Außerdem bedanke ich mich bei all meinen Patienten, die mir ein ganzes Berufsleben lang vertrauten, mir offen Einblicke in ihr Seelenleben gestatteten und mich ebenso begleiteten, wie ich sie.

Mein Dank gilt ebenso den Ressortchefs »Gesundheit« der Rheinischen Post Düsseldorf, Herrn Dr. Casimir sowie Herrn Dr. Wolfram Goertz, die es nicht immer leicht mit mir hatten und dennoch 20 Jahre lang meine Kolumnen veröffentlichten.

Besonderer Dank gilt auch Prof. P. Falkai, ehemaliger Direktor der Klinik für Psychiatrie und Psychotherapie am Klinikum der Universität München, für die kritische Durchsicht der Kapitel »Schizophrenie« und »Bipolare Störungen«, sowie seinem Vorgänger Prof. Möller, der mir durch seine menschliche Art, bei der Facharztprüfung, viel Mut für meinen Berufsweg gemacht hat, Prof. A. Philipsen, Direktorin der Klinik für Psychiatrie und Psychotherapie Universität Bonn, für das Kapitel »ADHS«, Prof. Sabine Herpertz, Direktorin der Klinik für Psychiatrie und Psychotherapie der Universität Heidelberg, für einige anregende und wertschätzende Diskussionen zum Thema »Borderline-Persönlichkeitsstörung«, einem anerkannten Angstexperten für seine Durchsicht des Kapitels »Soziale Phobie«, meinen ehemaligen »Chefs« an der Universitätsklinik der RWTH Aachen, Prof. Saß und Prof. Klösterkötter, später Direktor der Klinik für Psychiatrie und Psychotherapie der Universität Köln, Prof. C. Correll, Direktor der Klinik für Psychiatrie, Psychosomatik und Psychotherapie des Kindes- und Jugendalters der Charité Berlin, für Diskussionen zum Thema »Depot-Neuroleptikum«, bereits an seiner ehemaligen Wirkungsstätte in New York, Hofstra/Northwell.

Einfluss auf den Inhalt dieses Buch hatten auch Diskussionen im Rahmen des von mir vor über zwei Jahrzehnten veranstalteten »Mönchengladbacher Kolloquium für Psychiatrie und Psychotherapie« mit den Professoren Borwin Bandelow, Wolfgang Gaebel, Wolfgang Maier, Klaus Mann, Privatdozent Stephan Ruhrmann, Gabriele Stoppe, sowie Dr. Peter Dorn, Dr. Rüdiger Janczyk, Dr. Jack Kreutz, Dr. Klaus Mattes, Dr. Lepasova Pasatovic-Schulz, Dr. Stephan Rinckens, Dr. Roman Skoblo (verstorben 2020) und Dr. Wilfried Wirtz, sowie meiner amerikanischen Kollegin Dr. Michelle Simon (Kapitel »PTBS«).

Sollte jemand unerwähnt geblieben sein, so möge er/sie mir dies verzeihen…

Vorwort

Immer wieder stelle ich fest, dass die Menschen hellwach werden, wenn sie meinen Beruf (Psychiater und Psychotherapeut) erfahren. Fast immer wollen sie mehr wissen. Dabei vermischen sich häufig Gefühle wie Überraschung, Neugier, aber auch Angst, Unsicherheit, Ambivalenz… Für nicht wenige, wirkt man plötzlich irgendwie faszinierend exotisch.

Die nächste Frage lautet dann oft: »Dann kannst du ja bestimmt Gedanken lesen« oder »Da kriege ich Angst; du durchschaust mich ja sicher sofort«.

Natürlich stimmt beides nicht!

Auch wenn wir in alle Richtungen geschult werden, menschliches Verhalten, Gedanken und Gefühle so kennenzulernen, dass man zwischen gesund, ungesund und krankhaft verändert unterscheiden kann, so benötigen wir doch – von wenigen Ausnahmen abgesehen – lange Gespräche, um uns ein einigermaßen sicheres Bild vom Gegenüber machen zu können. Zudem lasse ich den Psychiater, wenn ich die Praxistür schließe, soweit es geht hinter mir.

Außerdem hat mich oft der Gedanke beschäftigt, wie die Psychiatrie und Psychotherapie bei allem notwendigen Expertenwissen in unserer freien Gesellschaft für jeden verständlich werden kann. Jeder sollte, wenn er möchte, verstehen können, wie, warum und auf welcher Grundlage wir untersuchen, unsere Diagnosen stellen, unsere Behandlungen vorschlagen und Ratschläge geben. Die Zeit des elitären Wissens Einzelner gehört meines Erachtens endgültig der Vergangenheit an.

Während der zwei Jahrzehnte, die ich an der Facharzt-Kolumne der »*Rheinischen Post*« mitarbeiten durfte, wuchs in mir der Wunsch, mein Fachgebiet einmal breiter angelegt verständlich der Öffentlichkeit zu präsentieren. So entstand schließlich die Idee für dieses Buch. Hier sollen alle – Gesunde, Kranke, sowie Menschen die unsicher sind, ob sie oder ihre Liebsten, Beratung brauchen – einen Einblick in unsere Arbeit und unsere Sichtweise auf Menschen und ihre Probleme erhalten.

In der Neuauflage arbeite ich unter anderem einige Neuerungen durch die ICD-11 (WHO, »International Classification of Deseases«) ein, die 2022 eingeführt wurde und zumindest für die Verschlüsselung der Todesursachen ab 2027 verbindlich wird. Darüber hinaus wird sie für die Verschlüsselung der Krankheiten mehrere Jahre parallel zur ICD-10 benutzt, um diese schlussendlich zu ersetzen.

Ich hoffe, das Lesen und Nachschlagen macht Ihnen genauso viel Spaß, wie mir das Schreiben.

Mönchengladbach, den 05.08.2024

Einleitung

Dieses Buch soll der Leserschaft ermöglichen, psychiatrische Untersuchungen, Erkenntnisse, Diagnosen und Behandlungsvorschläge besser nachzuvollziehen. Anders ausgedrückt: Es soll helfen, die Kluft zwischen oft unverständlicher Wissenschaft/Medizin und täglich auf uns einprasselnder Alltagspsychologie zu überbrücken.

Dabei kann man nebenbei auch erkennen, wie manche Hoffnungen erfüllt (z. B. Depressions-, Sucht-, Borderline- und ADHS-Behandlung) oder enttäuscht werden (Alzheimer-Erkrankung), aber auch, wie gesellschaftlich-wissenschaftliche Entwicklungen den Blickwinkel verändern.

Jedes Jahr sind etwa 27,8 Prozent der erwachsenen Bevölkerung von einer psychischen Störung oder Erkrankung betroffen. Zu den häufigsten Erkrankungen zählen Angststörungen (15,4 Prozent), gefolgt von affektiven Störungen (9,8 Prozent, unipolare Depression allein 8,2 Prozent) und Störungen durch Alkohol- oder Medikamentenkonsum (5,7 Prozent).

Psychische Erkrankungen zählen mit Herz-Kreislauf-, Muskel-/Skelett- und bösartigen Erkrankungen zu den vier wichtigsten Ursachen für den Verlust gesunder Lebensjahre. Menschen mit psychischen Erkrankungen haben zudem im Vergleich zur Allgemeinbevölkerung eine um 10 Jahre verringerte Lebenserwartung.

Im Jahr 1999 startete die psychiatrische Welt das Anti-Stigma-Programm »open the doors«. Dessen Zielsetzungen – Entstigmatisierungen, Imageverbesserungen – fühle ich mich auch in Kenntnis der grauenvollen Entartungen der Psychiatrie in der Nazizeit (Stichwörter »Euthanasie«, »Programm T4«) – verpflichtet. Wer die mörderische Verirrung der Täterpsychiatrie (teilweise der Biographie des weltberühmten deutschen Künstlers Gerhard Richter entnommen) nachempfinden möchte, dem empfehle ich den Film des Oscar-Preisträgers Florian Henckel von Donnersmarck: »Werk ohne Autor«.

Psychiater oder Psychologe?

Wo liegt der Unterschied?

Immer wieder werde ich gefragt, was eigentlich der Unterschied sei zwischen einem Facharzt für Psychiatrie und Psychotherapie und einem Diplompsychologen.

Die Beziehung zwischen den beiden Fachgebieten ähnelt dem Verhältnis Augenarzt–Optiker oder Architekt–Bauingenieur, wobei Psychologie ein Hochschulstudium ist.

Die Psychiatrie hat ihre Ursprünge schon im alten Griechenland; sie bildete ihre ersten Fundamente im 17. Jahrhundert aus. Die experimentelle Psychologie begründete 1879 der deutsche Arzt W. Wundt.

Als Psychiater und Psychotherapeut hat man sechs Jahre lang Medizin studiert, alles über Krankheiten gelernt, Praktika und oft Nachtwachen im Krankenhaus geleistet, schon operiert und seine Doktorarbeit geschrieben. Danach spezialisiert man sich mindestens fünf Jahre auf das Fachgebiet. Man leistet Stationsarbeit im Krankenhaus, legt seine Facharztprüfung ab und steigt eventuell zum Ober- oder Chefarzt auf, bevor man eine Praxis gründet. Daneben bildet man sich in verschiedenen psychotherapeutischen Verfahren (Schwerpunkt meist Tiefenpsychologie, also »dynamische« Arbeit an der Kindheit) weiter. Die Ausbildung dauert also hoch spezialisiert mindestens elf Jahre – eher länger, um weitere Erfahrungen zu sammeln.

Der psychologische Psychotherapeut hat vier Jahre lang Psychologie studiert, hat dort alles aus dem Gebiet der Psychologie

(Entwicklungs-, Verhaltens-, Betriebs-, Werbe-, Verkehrs-, Medienpsychologie etc.) gelernt und umfangreich Statistik gebüffelt. Er absolviert Praktika in unterschiedlichen Einrichtungen der Medizin, Wirtschaft und Medien. Dann folgt ein Jahr, in dem er seine Diplomarbeit zu einem der obigen Themen schreibt.

Danach folgt drei Jahre lang eine intensive praktische und theoretische Psychotherapieausbildung, meist Verhaltenstherapie (Arbeit an aktuellen Symptomen). Seine Ausbildung dauert also acht Jahre, davon sind drei Jahre eindeutig patientenorientiert.

Ein Psychiater und Psychotherapeut verfügt theoretisch über alle Möglichkeiten, Krankheiten zu erkennen (Diagnostik). Im Alltag beschränkt er sich aber vorwiegend auf das gezielte Gespräch (Anamnese) mit der Erhebung des »Psychischen Befundes« nach dem AMDP-System, psychologische Tests (z. B. auf Depressionen, Persönlichkeitsmerkmale, ADHS, Intelligenz), bestimmte Blut- und Urinuntersuchungen (z. B. Leber- und Nierenwerte, Drogentests), sowie einzelne technische Geräte (z. B. das EEG zur Ableitung von Hirnströmen). Zur Behandlung stehen über 100 Medikamente zur Verfügung. Außerdem kann er theoretisch ebenfalls Hunderte von Psychotherapiearten empfehlen. Er darf krankschreiben und alle Anwendungen der Sozialpsychiatrie durchführen beziehungsweise verordnen. Er muss Menschen in extremer Not auch gegen ihren Willen in ein Krankenhaus einweisen (gemäß »Psych-KG«). Im Bereich der Psychotherapie ist er kompetent, aber oft anders und weniger spezialisiert als der Psychologe.

Der Psychologe darf die Anamnese zusammen mit dem »Psychischen Befund« erheben und psychologische Tests durchführen (was er viel besser gelernt hat als der Psychiater). Damit sind ca. 80–90 Prozent aller psychischen Krankheiten und Störungen zu diagnostizieren. Bei Einleitung einer Psychotherapie, sowie bei schwereren Störungen und Krankheiten muss er einen Psychiater und Psychotherapeuten hinzuziehen. Umgekehrt kooperiert ein Psychiater bei der psychotherapeutischen Behandlung oft mit Psychologen. Für die ernsteren Störungs- und Krankheitsbilder empfiehlt die seriöse Wissenschaft oft eine Kombination aus medikamentösen, psychotherapeutischen und sozialpsychiatrischen Behandlungsmethoden.

Wenn Patienten also von Hausärzten verlangen, sie direkt zum psychologischen Psychotherapeuten zu überweisen, so verzichten sie freiwillig auf die Meinung des Top-Experten für Psyche in unserem Gesundheitssystem, dem Psychiater und Psychotherapeuten. Nach meiner Erfahrung kommt es hierbei nicht selten zu unnötigen Krankenhaus- oder Tagesklinik Behandlungen sowie zu Verzögerungen auf dem Weg zur richtigen Diagnose und Behandlung. Tragisch für den Patienten ist dies vor allem, wenn er aus ideologischen Gründen oder aus Angst nicht zum Psychiater gehen möchte.

Außerdem: Beim Psychologen muss man meist länger auf ein Erstgespräch warten, da er zeitbedingt viel weniger Patienten pro Quartal behandeln kann als der Psychiater.

Besuch beim Psychiater

Immer wieder fragen mich Menschen auch, was eigentlich bei einem Psychiater und Psychotherapeuten geschehe. Dabei stelle ich manchmal falsche Erwartungen fest. Da sich hierin aber auch das große Interesse an dieser Behandlungsform zeigt, möchte ich einen Erstkontakt bei einem Facharzt schildern.

Hat man bei sich ein Problem erkannt, bei dem der Psychiater helfen soll (etwa Antriebs- oder Leistungsschwäche, Panik, Angst, Stimmungstief, Schlafprobleme, »Kopfkino« nach schlimmen Erlebnissen, Zwänge, Wahrnehmungs- oder Aufmerksamkeitsstörungen etc.), so vereinbart man einen Termin. Notfälle (akute Psychosen, gefährliche Freitodgedanken) werden sofort behandelt oder an ein psychiatrisches Krankenhaus weiterempfohlen.

In der Praxis geht es dann zu wie bei jedem anderen Arztbesuch. Viele Kollegen versuchen dabei, eine ruhige und persönliche Arbeitsatmosphäre zu erzeugen. Der Arzt wird meist mit einer offenen Frage beginnen (Etwa: »Was führt Sie zu mir?«), um so eine freie Schilderung des Problems zu erreichen. Dabei wird er zuhören, Fragen stellen und Notizen machen. Die Fragen dienen dazu, das Problem richtig einzuordnen und sich einer Diagnose zu nähern. Dies nennt man »Anamnese erheben«.

Die Diagnose so weit wie möglich zu sichern, ist eines der wichtigsten Ziele des Erstgespräches. Außerdem soll bereits eine vertrauensvolle Arbeitsgrundlage hergestellt werden; man nennt dies »Beziehungsaufbau«. Dabei wird die Grundlage für die weitere Behandlung gelegt. Der Psychiater und

Psychotherapeut erstellen dabei einen »psychischen beziehungsweise psychopathologischen Befund« (nach dem AMDP-System).

Nach dem Gespräch wird er vielleicht weitere Maßnahmen einleiten, zum Beispiel psychologische Tests, und/oder eine neurologische Untersuchung durchführen, Hirnströme messen (EEG). Er wird den Patienten vielleicht bitten, Familienangehörige hinzuzuziehen (dies nennt man »Fremdanamnese«), und je nach Fragestellung Blut und Urin analysieren lassen.

Sollte der Arzt eine weitere Behandlung für sinnvoll halten, kann er unter vielen verschiedenen Wirkstoffen, sowie theoretisch unter circa 300 psychotherapeutischen Techniken wählen. Von den Kassen werden jedoch nur fünf Methoden als »wissenschaftlich begründet« bezahlt: Die tiefenpsychologisch orientierten Therapieformen Gesprächs-, Verhaltens- und Systemische Therapie, die EMDR (Methode für traumatisierte Patienten) und die Psychoanalyse. Letztere besitzt heute vor allem historischen Wert. Oft wird der Arzt eine Kombination aus mehreren Therapiemöglichkeiten auf den Patienten abstimmen.

Manchen flößt der Gedanke Angst ein, dass der Psychiater Zwangseinweisungen in eine Klinik vornehmen kann. Hier sollte helfen, dass dies jeder andere Arzt auch darf und dass dies ein extrem seltener Vorgang ist (in meiner Praxis kommt dies vielleicht einmal pro Jahr vor) und man eine solche Entscheidung (hoher Aufwand an Zeit und Organisation; Gefahr, den Patienten zu verlieren) sehr ungern trifft.

Wahn und Wirklichkeit

Der Satz »Du bist ja paranoid« gehört beinahe zur Umgangssprache. So bezeichnen wir Menschen, die sich kurzfristig misstrauisch zeigen und schwer nachvollziehbare Vermutungen anstellen, wer sich irgendwo gegen sie verschworen haben könnte. Aktuell finden sich im Internet viele »Verschwörungstheorien«, die unser Misstrauen bedienen. Dieser Zustand ist medizinisch meist völlig harmlos und natürlich nicht immer falsch. So erinnere ich mich noch an den Gag der Friedensbewegung Ende der 70er- / Anfang der 80er-Jahre: »Denk nicht, nur, weil du paranoid bist, ist niemand hinter dir her«.

Eine erste Steigerung bedeutet für Psychiater die *fixe Idee*. Von einem solchen Gedanken kann man nur schwer lassen; der Gedankeninhalt ist aber noch realistisch.

Im Grenzbereich zum Krankhaften befindet man sich dann mit einer überwertigen Idee. Diese tritt immer wieder auf, ist oft schon ziemlich weit von der Realität entfernt und der Betroffene ist kaum noch von deren offensichtlicher Unrichtigkeit zu überzeugen.

Paranoia (griechisch: Geistesstörung mit systematisiertem Wahn) meint in der Medizin schließlich eine psychische Krankheit.

Besonders deutsche Psychiater haben sich um das Wahnverständnis verdient gemacht. Karl Jaspers nannte drei Kriterien zur Wahnerkennung:

1. Subjektive Gewissheit (»Es ist hundertprozentig richtig, wie ich das alles interpretiere«)
2. Unkorrigierbarkeit

3. Unmöglichkeit des Gewähnten (» Die CIA verfolgt mich«) Noch heute wird die Diagnose in unseren Regelwerken (z.B. ICD 10, bald ICD 11) ähnlich gestellt.

Wahnkranke beziehen Gesprochenes, Geräusche, Bewegungen auf sich, glauben sich im Mittelpunkt des Wahrgenommenen. Häufigste Wahninhalte sind Verfolgungs-, Verarmungs-, Beziehungs-, Eifersuchts-, Größen- und Schuldwahn. Entwickelt sich daraus eine Art schlüssige Erlebniswelt, so nennt man dies »systematisierten Wahn«.

Bildgebende Verfahren weisen auf eine komplexe Störung verschiedener Hirnareale und Hirnstoffwechselprozesse hin. Erklärt wird zumindest der monothematische Wahn (bei dem es nur um ein Thema geht, beispielsweise um Bedrohung) dann so: »Mein Gegenüber im Bus spielt an seiner Kette, das bedeutet, er gibt seinem Freund hinter mir Zeichen«. Wir geben also einer Zufallswahrnehmung eine Bedeutung. »Jetzt macht er es schon wieder; die führen etwas gegen mich im Schilde!«. Der Gedanke verfestigt sich also; die Kontrolle und Korrektur durch andere Hirnabschnitte funktioniert nicht richtig. Ich bilde mir mein Urteil aufgrund von viel zu wenig Informationen. Hinzu tritt vielleicht meine Selbsterklärung: »Bestimmt wollen die mich ausrauben/schlagen/töten, weil ich sowieso wie ein Opfer aussehe«. In solchen Gedanken zeigt sich zusätzlich das geringe Selbstwertgefühl (Zwei-Faktoren-Modell nach Coltheart).

Wahn kann ein Hauptsymptom von Hirnfunktions- oder Durchblutungsstörungen sein. Bei starkem Hirnabbau (etwa beispielsweise bei Alzheimer) und einigen körperlichen Krankheiten kann er hinzutreten. Er ist sehr oft Teil einer schizophrenen oder durch Drogen ausgelösten Psychose. Es gibt ihn aber auch (beispielsweise als Schuldwahn) bei schweren Depressionen, bei Manien (Zuständen krankhaft gehobener

Stimmung), als Größen- und bei Alkoholkrankheit als Eifersuchtswahn.

Manchmal fällt es auch dem Psychiater schwer, Wahn und Wirklichkeit voneinander zu trennen. So erinnere ich mich an einen Fall, in dem eine Patientin gleichzeitig unter schwerer psychischer Traumatisierung, Schizophrenie und Hirndurchblutungsstörungen litt und eine »wahnsinnige« Geschichte von Mord und Totschlag erzählte. Die Überprüfung führte mich bis in die Redaktion von »Aktenzeichen XY«, wo ich erfuhr, dass diese Geschichte im Detail der Wahrheit entsprach!

Therapeutisch werden sogenannte Neuroleptika verabreicht, die die Hirnbotenstoffe regulieren, und Verhaltenstrainings zur besseren Stresskontrolle angewandt. Hilft dies alles nicht, bleibt zuletzt noch die Technik der »doppelten Buchführung«. Der Kranke soll hierbei lernen, den Wahn sozusagen im Hintergrund zu belassen, um zum menschlichen Miteinander fähig zu bleiben.

So könnte ein Mensch wähnen, er habe nachts immer fremde Männer zu Besuch, die ihn bestehlen. Er erkennt dies daran, dass das TV aus ist, obwohl er bei laufendem TV eingeschlafen ist und Ähnliches. Sobald sich der Patient während einer Sitzung dieser Geschichte wieder nähert (meist driftet das Gesprochene dabei langsam in den Wahn ab), fragt der Arzt, wie der letzte Tag so war, was sein Enkelkind gemacht hat und ähnlich Unverfängliches. So lernt der Patient schrittweise, dass seine Inhalte, die er so gerne (zum 30-mal) erzählen möchte, inadäquat sind, niemand (selbst der Arzt nicht) sie hören möchte, offensichtlich irgendetwas damit nicht stimmt. Er wird anfangen, die Inhalte selbst zu meiden, an ihnen zu zweifeln.

Schizophrenien

VOM GESPALTENEN ZUM GANZEN MENSCHEN

Seit den 50er-Jahren verbessern sich die Behandlungsmethoden zunehmend. Medikamente (sogenannte Neuroleptika) wurden erfolgreich gegen Teile der Krankheit, wie das Hören von Stimmen, Wahn und zerfahrenes Denken, eingesetzt. Die Sozialpsychiatrie entwickelte sich. Dadurch erhielt ein Betroffener Lebenshilfe von staatlichen und halbstaatlichen Stellen, wie zum Beispiel dem REHA-Verein. Auch verbesserten sich bis in die Gegenwart die psychotherapeutischen Möglichkeiten. So wurde es zunehmend möglich, die Patienten außerhalb von Kliniken zu behandeln. Durch Einführung einer neuen Medikamentengeneration in den 90er-Jahre wurden die Patienten bei der Einnahme verlässlicher und fühlten sich weniger durch Nebenwirkungen gequält.

Heute leben Menschen mit Schizophrenie nicht mehr in »Irrenanstalten« wie im 19. Jahrhundert, sondern oft integriert als Mitmieter und Arbeitskollegen, sie nehmen am sozialen Leben teil. In Krisen werden sie von Ärzten und sozialpsychiatrischen Stellen ambulant aufgefangen; Tageskliniken sorgen für die Reintegration.

Verändert hat sich auch die rechtliche Situation: Überwog früher der Schutzgedanke gegenüber der Gemeinschaft vor den »Irren«, so zieht sich heute der Gedanke der individuellen Freiheit und der Bürgerrechte als roter Faden durch die Gesetzgebung (etwa im Betreuungsrecht). Auch Zwangsmaßnahmen der Behörden (Klinikeinweisungen) werden seltener.

Wichtig ist, dass die Krankheit früh erkannt wird, da man durch rechtzeitige Behandlung oft schwerere Verläufe verhindern kann. Der Patient sollte seine Krankheit verstehen lernen und möglichst eigenverantwortlich mit ihr umgehen. Angesichts von anwachsendem Bewegungsspielraum ist es von enormer Bedeutung, dass er »seine« Symptome kennt und selbst feststellen kann, wann sich eine Psychose ankündigt. Der Patient sollte den Umgang mit Medikamenten trainieren, um in dringenden Fällen Dosiserhöhungen selbst vornehmen zu können.

Die Gesellschaft muss besser informiert werden, um den Menschen die Angst vor der Krankheit zu nehmen – natürlich ohne sie zu verharmlosen. Das »Kompetenznetzwerk Schizophrenie« unterstützt die Arbeit im ambulanten Bereich. Programme, wie etwa die von der Weltgesundheitsorganisation (WHO) unterstützte »Anti-Stigma-Kampagne«, müssen zeigen, ob sie eine Breitenwirkung entfalten können.

DIE KRANKHEIT, IHRE ERKENNUNG UND BEHANDLUNG

Die Schizophrenie (griechisch »Seelenspaltung«) verdankt ihren Namen der deutschsprachigen Psychiatrie. Irreführenderweise nahm man Anfang des 20. Jahrhunderts an, es läge dabei eine Art »gespaltene Persönlichkeit« vor, da es im Krankheitsverlauf zu sogenannten Psychosen kommt, in denen der Mensch sich als »gespalten«, fremd, tief verunsichert in seiner Identität erlebt. Circa jeder 140. Mensch entwickelt die Krankheit, umso wahrscheinlicher, je mehr Blutsverwandtschaft zu einem anderen erkrankten Menschen besteht.

Die Schizophrenie gehört zu den sieben teuersten psychischen Erkrankungen des Gesundheitswesens. Sie erzeugte im

Jahr 2010 pro Patient zwischen 2959 Euro (niedergelassener Psychiater) und 40.901 Euro (berufliche Rehabilitation) jährlich. Im Durchschnitt wurden direkte Kosten in Höhe von circa 14.000 bis 18.000 Euro pro Jahr und Patient ermittelt – deutlich niedriger bei ambulanter, deutlich höher bei stationärer Behandlung. Sie verläuft oft schubförmig. Dabei kann jeder Schub den Zustand verschlechtern – ähnlich wie bei Rheuma oder Multipler Sklerose. Die Psychosen verstehen wir dabei als Schub. Auslösend für die Psychosen sind individuell starker Stress und Belastung, das heißt, erblich und entwicklungsbedingte Verletzlichkeit trifft auf starke Stressbelastung (Vulnerabilitäts-Stressmodell).

Heilung ist spontan bei circa 20 Prozent der Patienten möglich, bei den übrigen 80 Prozent kann der individuelle Verlauf durch Medikamente (Antipsychotika) und spezielle Psychotherapien positiv beeinflusst werden. Wichtig: Je früher, desto wirkungsvoller. Vor allem unbehandelte Patienten entwickeln chronisch fortschreitende Symptome (circa 10 Prozent). Die Krankheit kann bei jungen Menschen zu einem Lebenszeitverlust von 12 Jahren führen. Bei Frauen kommt es manchmal erst jenseits der Menopause zu einem Ausbruch (sogenannte Spätschizophrenie).

Wissenschaftler arbeiten mit Hightech-Geräten daran, immer besser ins Gehirn hineinzuschauen, diesem sozusagen bei der Arbeit zuzusehen und seine Leistung mit vielen psychologischen Testverfahren zu erfassen. Sie können damit schon früh, manchmal bereits im Kindesalter, Veränderungen im Volumen einzelner Hirnstrukturen finden.

Die Symptome lassen sich grob in positive, negative und kognitive einteilen. Mit »positiv« meint man jedoch nicht etwa gut im Sinne von weniger schlecht, sondern im Sinne von gesteigertem Antrieb, der sich vor allem in Form von Wahnideen (siehe Kapitel »Wahn und Wirklichkeit«) und Halluzinationen (beispielsweise Stimmenhören) äußert. Mit »negativ« bezeichnen wir verflachte Gefühle, unlogisches Denken, Freudlosigkeit, wenig Antrieb, wenig Motivation oder Rückzug von den Mitmenschen. Mit »kognitiv« ist gemeint, dass ein Mensch Probleme hat, sich zu konzentrieren, aufmerksam zu bleiben, zu lernen und sich zu erinnern, zu planen und zu organisieren. Hierunter fallen auch die sogenannten »Exekutiven Funktionen«, die in unterschiedlichem Maße gestört sein können. Diese benötigen wir zur Anpassung, wenn dies im Lebensablauf notwendig wird, also zum Beispiel, um umzudenken, Fehler einzusehen, neue Ziele zu definieren, Handlungsschritte in diese Richtung zu planen und auszuführen, deren Ergebnisse zu kontrollieren und unsere Gefühle und Impulse auf dem Weg dorthin zu regulieren.

Wie muss ich mir das nun praktisch vorstellen? Nehmen wir an, wir besitzen eine Eigentumswohnung und haben bisher erfolgreich mit Aktien gespart. Unser Plan ist nun, die Eigentumswohnung und Aktien zu verkaufen, um mit der Summe ein Eigenheim zu erwerben. Alles ist für das nächste Jahr vorgesehen. Da schlägt Corona zu! Die Aktienkurse brechen ein, meine Wohnung verliert an Wert. Alle laufenden Kosten müssen bedient werden – meinen Plan kann ich zunächst vergessen. Im Gegenteil, ich muss mich verkleinern, in eine Mietwohnung ziehen.

Nun versuchen wir zunächst, die Situation zu analysieren und zu verstehen. Dann müssen wir einen neuen Plan fassen (in Mietwohnung ziehen), müssen die Schritte dahin planen, mit der Bank verhandeln, einen Käufer finden, eine Wohnung zum rechten Zeitpunkt mieten. Dabei sind wir zwar traurig, wütend, enttäuscht, ohnmächtig, können das aber in den Gesprächen und Verhandlungen nicht rauslassen, sondern müssen uns kontrollieren, um nicht noch mehr Schaden zu erleiden. Eine komplexe Aufgabe, für die wir unsere »Exekutiven

Funktionen« benötigen. Ein Mensch mit mehr oder weniger starken Symptomen einer Schizophrenie wird diese und andere Aufgaben wahrscheinlich nicht bewältigen können.

Die meisten Hirnveränderungen sind nicht besonders typisch; sie finden sich teilweise auch bei anderen psychischen Krankheiten. Zurzeit versuchen Forscher, die Veränderungen des Hirngewebes den verschiedenen Krankheitszuständen zuzuordnen.

Schon im Kindesalter kann man bei 50 Prozent der Patienten leichte Veränderungen im Gehirn (beispielsweise Schäden an den Umhüllungen verschiedener Hirnzellverbände), sowie im Verhalten feststellen. Diese Besonderheiten sind jedoch gering und fallen praktisch nur Fachleuten auf. Sie entstehen wohl, da die Reifung des Gehirns an einzelnen Stellen (und in Zusammenarbeit dieser Stellen, in den sog. »Neuronalen Netzwerken«) nicht richtig stattfindet. Man ist sich sicher, dass eine genetische Veranlagung besteht. Noch 2022 wurden in einem riesigen weltumfassenden Kollektiv (circa 77000 Gesunde und circa 243000 von der Erkrankung betroffene Menschen) 120 Gene identifiziert, die mehr oder weniger viel zu Veränderungen, vor allem der Eiweiße im Gehirn beitragen. Auch scheinen entzündliche Vorgänge eine Rolle zu spielen, wie gerade noch Teams aus Reutlingen (Prof. Hansjürgen Volkmer) und Tübingen (Prof. Andreas Fallgatter) nachweisen konnten. Außerdem haben betroffene Kinder oft auch vergleichsweise viel Böses erlebt (»Traumatisierungen« – etwa in Familie, Schule, vielleicht durch ihre »Schwäche« mit ausgelöst), was die Verletzbarkeit der Hirnstrukturen nachweislich abermals erhöht.

Symptome

Für den Patienten spürbar und vom Psychiater erstmals diagnostizierbar werden Symptome in oder kurz nach der Pubertät (bei Frauen 3–4 Jahre später als bei Männern, bei regelmäßigen Haschisch-Usern insgesamt 2,5 Jahre früher). Die Patienten zeigen überraschende Leistungsschwächen, beispielsweise in der Schule, ziehen sich aus dem Freundeskreis und der Familie zurück, klagen über Antriebsmangel, können sich schlechter konzentrieren. Die Stimmung schwankt, das Gefühlsleben flacht ab. Denkprozesse verändern sich, erste Auffälligkeiten in der Wahrnehmung und Interpretation der Umwelt treten hinzu.

Beispielsweise könnte uns auffallen, dass sich die Tochter des Nachbarn irgendwie merkwürdig verhält: Sie erscheint ungepflegter, hat immer ihre Rollladen unten; sie grüßt auf der Straße, wenn überhaupt, dann unsicher; auf unsere interessierten Fragen antwortet sie unlogisch, schaut sich dabei um, wirkt unkonzentriert, fahrig. Die Eltern erzählen, sie habe in der Ausbildung nachgelassen und verabrede sich kaum noch. Ihren Freund hätten sie schon gefragt; der wisse auch nicht, was mit ihr los sei.

Diese erste Phase nennt man »Prodromalstadium«. Von hier bis zum ersten Krankheitsschub (Psychose) dauert es circa 4 Jahre, dann noch einmal 1–2 Jahre, bis die Diagnose gestellt wird. Wertvolle Jahre sind dann vergangen, in denen sich oft nicht wieder gut zu machende Verschlechterungen an Fühlen, Denken, Wahrnehmen, Leistungsfähigkeit eingestellt haben.

Früherkennungszentren (z. B. an den Universitäten München (Pronia Ambulanz), Bonn, Köln, Düsseldorf) versuchen, die Diagnosestellung zu beschleunigen. Gelingt dies, so führt das oft in allen Bereichen zu einem besseren Verlauf mit weniger Krankheitsproblemen.

Bisher kommen Eltern, Lehrer, Sozialarbeiter, Psychologen etc. selten auf die Idee, einen jungen Erwachsenen, der sich so verändert, einem Psychiater oder Psychotherapeuten vorzustellen. Natürlich denken viele zunächst an Liebeskummer,

Drogenkonsum (der leider oft im Prodrom auftritt, u. a. um sich selbst zu »therapieren«) oder Probleme im Elternhaus und geben dann ratlos auf. Hier gilt es, zumindest den sozialpsychologischen Dienst der Schule hinzuzuziehen.

Was ist nun therapeutisch zu tun?

Bewiesen ist aktuell, dass eine Kombination aus Medikamenten, Psychotherapien und Sozialpsychiatrie eingesetzt werden muss. Dabei kommt es auf den Zustand (Stadium) an, in dem man den Patienten antrifft. Psychotherapeutisch sollen mindestens 16 Sitzungen »Verhaltenstherapie (kVT)« angeboten werden. Hierbei lernt der Patient die Auslöser kennen und verstehen, lernt, besser auf sich und seine Belastungen zu achten, eine entspanntere Haltung zu seinen Symptomen (z. B. Wahn, Halluzinationen) zu erlangen, sowie voreilige Schlussfolgerungen und negative Bewertungen abzubauen.

Außerdem ist »Psychoedukation« wichtig. Hierbei soll der Patient das biologische Krankheitskonzept und die Behandlungsmöglichkeiten verstehen lernen, soll die Zusammenhänge zwischen äußerem und innerem Stress auf den Verlauf, sowie seine »Frühsymptome« (»so fängt eine Psychose bei mir an«) erkennen können. Gegen Rückfälle und weitere Krankenhausbehandlungen ist die Hinzunahme der Familienmitglieder wichtig (»Psychoedukative Familienintervention«, »Systemische Familientherapie«). Zur Behandlung der kognitiven Symptome steht mancherorts die neu entwickelte »kognitive Remediation« zur Verfügung.

Die sozialen Fertigkeiten sollen trainiert und innere Konflikte aus der Kindheit vorsichtig bewusst gemacht werden. Auch mit Tiefenpsychologischer Psychotherapie kann man innere Stressoren abbauen. Vor allem bei schweren, chronischen Verläufen sind sozialpsychiatrische Maßnahmen (betreutes Wohnen, psychiatrische häusliche Krankenpflege,

Wiedereinstiegshilfen, Rehabilitationsmaßnahmen, aufsuchende Sozialtherapien etc.) wirksam.

Medikamentös helfen gegen die positive Symptomatik verschiedene sogenannte »Neuroleptika«. Da eine erfolgreiche Medikation nur in Zusammenarbeit gelingt, gilt es für den Arzt, seine Patienten offen über Chancen und Risiken aufzuklären. Außerdem muss eine gute »Compliance« (die Übereinstimmung von ärztlichem Plan mit dem Handeln des Patienten) und »Adhäsion« (Bindungskraft der Arzt-Patienten-Beziehung) erreicht werden; ansonsten scheitert die Behandlung meist.

Von der Wissenschaft werden in der Akutphase Tabletten und in der Rückfallbehandlung Spritzen empfohlen (Depot-Neuroleptika), die zwischen 4 und 12 Wochen anhalten. Außerdem werden je nach Krankheitsstadium auch Mittel gegen Depressionen (vor der ersten Episode, bei anhaltenden zusätzlichen depressiven Symptomen im Verlauf, wie Traurigkeit, Freitodgedanken, Pessimismus), angstlösende (Benzodiazepine, meist beschränkt auf Akutsituationen, da diese abhängig machen können), sowie dämpfende Präparate (niederpotente Antipsychotika) eingesetzt.

Das Rückfallrisiko ohne Medikamente beträgt über 90 Prozent! Daher rät man den Patienten aktuell zu einer möglichst ununterbrochenen Einnahme.

Der Patient sollte seine Krankheit verstehen lernen und möglichst selbstverantwortlich mit ihr umgehen. Angesichts von anwachsendem Bewegungsspielraum ist es von enormer Bedeutung, dass er »seine« Symptome kennt und selbst feststellen kann, wann sich eine Psychose ankündigt. Der Patient sollte den Umgang mit seinen Medikamenten trainieren, um in dringenden Fällen Dosiserhöhungen selbst vornehmen zu können.

Bipolare Störungen

HIMMEL UND HÖLLE

Die manische Patientin gab wochenlang ungehemmt Geld aus, machte Geschenke und redete wie ein Wasserfall. Sie hielt sich für charmant, witzig, konnte andere durchaus zum Lachen bringen und fühlte sich »himmlisch und glücklich«. Sie schlief wenig, arbeitete sogar nachts. Sie fand, dass sie wirklich etwas Besonderes sei, unwiderstehlich, »begabt, wie Jodie Foster«. Ihre sexuellen Bedürfnisse waren gesteigert, der Gedankengang beschleunigt, sie sprühte scheinbar vor neuen Ideen. Manchmal reagierte sie auch gereizt, etwa, wenn sie sich gebremst fühlte, Einschränkungen ihres neuen Lebensglückes und Kritik an ihrer großen Bedeutsamkeit hinnehmen musste.

Dann, innerhalb einiger Tage, kippte die Stimmung. Sie zog sich zurück, weinte viel. Der Antrieb sank radikal, sie hockte stundenlang auf dem Stuhl und sah aus dem Fenster; die Post blieb ungeöffnet. Kontakte erlebte sie als anstrengend, Stress und Belastung verschlimmerten ihren Zustand. Sie wachte nachts auf, grübelte endlos, kam morgens nicht aus dem Bett und war am Tag müde. Lachen fiel ihr schwer, Freude erlosch, sie fühlte Gleichgültigkeit, Hoffnungslosigkeit. Ihr Denken war nun verlangsamt, grüblerisch, ganz negativ; sie dachte an Selbstmord, um »dieser Hölle« zu entgehen. Appetit und Sexualität verminderten sich, sie nahm ab. Besorgt registrierte sie Konzentrationsstörungen und Vergesslichkeit, »vielleicht habe ich ja Alzheimer«, so dachte sie. Nun war sie depressiv geworden.

Circa 1–1,5 Prozent aller Menschen (in Deutschland circa 900.000) leiden an einer bipolar affektiven Erkrankung (früher: Manische Depression), bei der solche Phasen mehrfach auftreten. Sie verbringen bis zu 14 Jahre in diesen Krankheitsphasen. 5–8 Prozent der Patienten leiden an Unterformen.

Menschen mit einer bipolar affektiven Erkrankung werden durchschnittlich 12 Jahre früher berentet (mit 45 Jahren). Ihre Lebenserwartung ist um 9 Jahre verkürzt, unter anderem durch die hohe Freitodrate (> 30 Prozent Suizidversuche, 15 Prozent »erfolgreiche« Suizide) und durch körperliche Krankheiten (Herz, Diabetes, Alkohol, Drogen). Parallel findet man Angststörungen und ADHS. Direkte und indirekte Kosten (zum Beispiel Arbeitsausfälle) sind hoch.

Ursächlich wird ein Zusammenspiel von genetischen Veränderungen, eventuell psychischen Konflikten sowie sozialen Belastungen (Stressoren) vermutet. Das körpereigene Stresssystem ist offenbar geschädigt.

Auch spielen womöglich sowohl fehlende Zunahme grauer Substanz im jugendlichen Alter als auch vermehrte Abnahme grauer Substanz im Erwachsenenalter eine Rolle bei der Auslösung eines Schubes (Förster et al. 2023).

Die Diagnose wird nach ausführlichen Gesprächen, Erörterungen des bisherigen, sowie Beobachtungen des weiteren Verlaufs (sogenannte »Life-Chart-Analyse« – auch als App verfügbar) und nach Durchführung technischer und körperlicher Untersuchung gestellt. Leider dauert es bei 35 Prozent der Patienten bis zu 10 Jahre, ehe die richtige Diagnose gestellt wird. So verstreicht wertvolle Zeit.

Kurzfristig werden Antidepressiva oder eben antimanische Medikamente verabreicht. Die Expertengremien empfehlen dazu 10 Medikamente als gleich wirksam. Der Arzt entscheidet die Verordnung anhand der Neben- und Wechselwirkungen zu anderen Medikamenten und seiner persönlichen Erfahrungen.

Außerdem kommen spezielle Formen der Psychotherapie (beispielsweise in der Depression, die kognitive Verhaltenstherapie) zur Anwendung. Neuerdings versuchen Wissenschaftler, die Patienten auch zu Hause anzusprechen, zu begleiten, sie zusammen mit ihren Angehörigen zu behandeln, da dies einen besseren Erfolg verspricht. Dabei betonen die Autoren – was eigentlich selbstverständlich sein sollte –, man begegne dem Patienten »auf Augenhöhe«, wolle »ein paternalistisches Arzt-Patienten-Verhältnis vermeiden«. Dies hört sich an wie eine Botschaft aus der Gruft der Medizin, scheint aber heute tatsächlich immer noch ein erstrebenswertes Ziel und nicht gelebte Wirklichkeit darzustellen (»Trialogische Behandlung«).

Langfristig werden zur Vorbeugung Lithium oder Präparate eingesetzt, deren Wirksamkeit oft zufällig bei der Behandlung von Epilepsie erkannt wurde. Während der depressiven Phase haben sich am besten Quetiapin oder die gängigen Antidepressiva bewährt, ebenso wie Psychotherapie [a].

Angehörige benötigen Aufklärung und Anleitung. In den akuten Phasen achtet der Arzt darauf, dass sich der Patient nicht unnötig belastet. Der manische Patient sollte in der Regel im psychiatrischen Krankenhaus behandelt werden. Langfristig muss er seine Krankheit akzeptieren und mit ihr leben lernen. Er muss der Versuchung widerstehen, manische Zustände, beispielsweise durch Weglassen der Medikamente, selbst zu erzeugen (fühlte sich ja »himmlisch«) und lernen, durch besseren Umgang mit sich selbst jede Form unangenehmer Dauerbelastung zu vermeiden, welche sonst neue Phasen auslösen würde.

Unipolare Depressionen

VON ANTIDEPRESSIVA ABHÄNGIG?

Nein! Der Psychiater wird ein Medikament zur Anhebung der Stimmung (Antidepressivum, AD) in der Regel dann verschreiben, wenn zumindest eine mittelschwere oder schwere Depression vorliegt. Davon spricht man, wenn der Patient mindestens zwei Hauptsymptome wie Stimmungstief, Antriebsmangel, Freud-, Lust- oder Interessenlosigkeit, sowie drei Nebensymptome wie beispielsweise Energie- oder Schlaflosigkeit, Konzentrationsstörungen, negatives Denken, verstärkte Trauer oder Angst, Minderwertigkeitsgefühle oder anderes ununterbrochen, länger als 14 Tage aufweist. Sind mehr Symptome vorhanden, spricht man von einer schweren Depression.

Die Auswahl trifft der Arzt aus circa 20 verschiedenen Wirkstoffen. Die unterschiedlichen Nebenwirkungen bespricht er mit seinem Patienten. Alle Mittel sind statistisch ungefähr gleich erfolgreich und führen nicht zur Abhängigkeit.

Dass sich dieser Irrtum bis heute hält, hängt damit zusammen, dass viele Menschen Antidepressiva mit angstlösenden Mitteln (Anxiolytika) verwechseln. Beispielsweise können Tavor (Lorazepam), Tafil (Alprazolam) oder Valium (Diazepam), bereits nach 3–6 Wochen abhängig machen.

Ein Antidepressivum braucht circa 1–2 Wochen, damit es langsam wirksam wird. Sollte das Medikament eine geringe Wirksamkeit zeigen, wird der Psychiater die Dosis in der Regel verdoppeln, um weitere Erfolge wahrscheinlicher zu machen. Spürt der Patient nach 2–3 Wochen keinerlei Veränderung, sollte ein anderes Antidepressivum versucht werden, denn das Medikament hat seine Unwirksamkeit bewiesen.

Parallel dazu sollte eine Psychotherapie erfolgen. Dies ist notwendig, da manche Menschen nur auf Psychotherapien reagieren und/oder Medikamente nicht vertragen oder Vorurteile gegenüber Medikamenten haben (die gerne auch durch falsche Berichte über Suchterzeugung oder Unwirksamkeit geschürt werden). Ob Medikamente oder Psychotherapie besser helfen, kann zu Beginn der Behandlung (noch) nicht vorausgesagt werden. Statistisch gesehen werden Menschen schneller gesund, wenn man beides gleichzeitig anbietet.

Die sogenannte kognitive Verhaltenstherapie (kVT) ist mit Abstand die erfolgreichste Psychotherapie. Der Psychiater oder Psychologe muss diese individuell auf den Patienten abstimmen. Meine eigene Vorgehensweise, die ich aus der kognitiven Verhaltenstherapie ableite, nenne ich in fröhlicher Selbstüberschätzung »Biologische Psychotherapie«. Eine entsprechende Buchpublikation habe ich mir vorgenommen.

Antidepressiva sollten eine gewisse Zeit über das Ende der ersten Depression hinaus genommen werden (Erhaltungsdosis). Dann setzt man schrittweise ab, um Absetzsymptome (Rebound), wie Kreislaufprobleme, Kopfschmerzen, Gefühl von leichten ganz kurzen elektrischen Schlägen (beispielsweise bei Venlafaxin) zu vermeiden und ein Wiederaufflammen vielleicht verborgener Symptome erkennen und diesen gegensteuern zu können. Die Rebound-Symptome selbst sind zwar harmlos, können aber unangenehm sein.

Antidepressiva sind heute noch unverzichtbar. Sie besitzen eine sogenannte »Number needed to treat« (NTT) von 5–10, das heißt, einer von 5–10 Patienten profitiert bereits vom ersten Antidepressivum.

Bei begleitenden körperlichen Krankheiten, wie beispielsweise Herzerkrankungen, beträgt die NTT 4,2. Diese Zahlen verbessern sich natürlich noch durch die Behandlungserfahrung des Psychiaters.

Das weit verbreitete Aspirin zum Schutz vor Schlaganfällen hat eine NTT von 95, das bedeutet, dass man 95 Patienten damit behandeln muss, um einen zu schützen.

Es muss leider generell gesagt werden, dass die psychiatrische Medikation im Vergleich zur oft viel teureren und zu allem Überfluss weniger wirksamen Medikation anderer Fachgebiete (besonders der Inneren Medizin) schnell und leichtfertig kritisiert wird. Dies bestätigt das Stigma, das die Gesellschaft psychiatrischen Patienten auferlegt.

DEPRESSIONEN SIND WIRKSAM ZU BEHANDELN

Beinahe jeder fünfte Deutsche erleidet im Laufe seines Lebens eine Depression von Krankheitswert. Dies heißt, dass er mindestens 14 Tage an depressiver Stimmung, fehlendem Antrieb und/oder der Unfähigkeit, sich zu freuen, leidet. Hinzu treten andere Symptome: Tagesmüdigkeit, Schlaf-, Appetit- und Sexualstörungen, Schwächegefühl, Gefühl der Gefühlslosigkeit, um nur einige zu nennen. Die Anzahl und die Stärke der Symptome führen dann zu einer Einteilung in leichte, mittelschwere oder schwere Depression.

Kehren die Symptomkomplexe mehrfach wieder, so sprechen wir von einer rezidivierenden depressiven Störung, die besonderes Leid hervorruft. Sind die Symptome nur wenig oder sehr leicht ausgeprägt, nennt man dies, depressive Anpassungsstörung. Leider wird nur ein Drittel aller Depressionen diagnostiziert, nur zehn Prozent werden adäquat behandelt. Gelegentlich sind sie selbst für den Experten schwer zu erkennen: Zum Beispiel schildert ein Mensch mit einer Persönlichkeitsstörung oder ein Mensch mit sehr geringem Intelligenzquotienten seine Symptome manchmal ganz anders, als ein gesunder Mensch.

Ein erfahrener Psychiater und Psychotherapeut kann die Diagnose dennoch oft rasch stellen und wird die Entstehungshintergründe (Veranlagung, auslösende Ereignisse, Lebens- und/oder Kindheitsprobleme, störende Gedankenkreise, aber auch »organische Krankheiten«, die durch zusätzliche Untersuchungen festgestellt werden) mit dem Patienten erarbeiten.

Die richtige Therapie sollte frühzeitig einsetzen. Sie stellt aufgrund der Vielzahl heute zur Verfügung stehender Medikamente und Psychotherapieformen eine ärztliche Kunst dar. Der Psychiater wird dem Patienten eine Therapiemischform vorschlagen, in der er je nach Schweregrad der Depression, aber auch unter Berücksichtigung der Persönlichkeit, von Alltagsanforderungen und sozialem Umfeld unterschiedliche Medikamente und Psychotherapieansätze kombiniert. Je nach eigener Ausbildung wird er diese dann selbst oder zusammen mit weiteren Spezialisten, meist Verhaltenstherapeuten, durchführen.

Forscher vermuten bei allen Depressionsformen Störungen im Zusammenspiel von Nervenimpulsen. Hier wirken sämtliche antidepressiven Medikamente. Sie benötigen in der Regel 1–2 Wochen, um die nötigen Umstellungen in den betroffenen Zellverbänden anzustoßen. Auch die Psychotherapie und Zusatzverfahren wie Schlafentzugs- oder – in schweren Fällen – die Elektrokrampftherapie (im Volksmund irreführend »Elektroschockbehandlung«) werden wohl über die gleichen Mechanismen wirksam.

Insgesamt ist die Depression vom erfahrenen Facharzt gut zu behandeln. Dies ist umso wichtiger, als es bei schweren und unbehandelten Erkrankungen in schätzungsweise 10–12 Fällen zu Suizid kommt. Auch daher muss dem Patienten in jeder

Sitzung und bei jeder passenden Gelegenheit vermittelt werden, dass er wieder gesund wird.

DEPRESSION IST EINE ERKRANKUNG DES GANZEN KÖRPERS

Depression ist eine Hirnerkrankung, die Stimmung, Antrieb, Energie, Schlafrhythmus etc. angreift. Inzwischen erkennt man auch körperliche Zusammenhänge. So treten etwa nach Herzinfarkten, bei Übergewicht, nach Schlaganfällen, bei Diabetes deutlich häufiger Depressionen auf.

Wir überleben solche Krankheiten heutzutage öfter und länger. Dies erklärt auch einen Teil der Zunahme von Depressionen. Bezogen auf das Herz verdreifacht sich das Risiko nach einem Infarkt, außerdem sind circa 30 Prozent der Menschen mit koronaren Herzerkrankungen depressiv (die ersten 7 Jahre nach einem Herzereignis, überleben doppelt so viele psychisch Gesunde, wie depressive Menschen). Umgekehrt erkranken depressive Menschen öfter und schwerer am Herzen und versterben daran früher. Als Ursachen fand man bisher heraus, dass das Herz depressiver Menschen seine Schlagzahl schlechter regulieren kann. Außerdem bewegen sich Menschen mit einer Depression weniger und rauchen oft mehr.

Zwischen Übergewicht und Depression bestehen ähnliche Zusammenhänge. Die Stressregulation ist zu Beginn und während einer Depression gestört, das Stresshormon Cortisol oft erhöht und fehlgesteuert. Dies führt zu Fettablagerungen. Umgekehrt ist eine vermehrte Fettbildung, beispielsweise von Bauchfett, depressionsfördernd (sogenannte Transfette). Diese Fette finden sich zum Beispiel in Hamburgern, Pommes oder Riegeln, die gerne unter Stress und bei fehlendem Interesse am eigenen Körper verzehrt werden. Vereinfacht heißt dies, dass übergewichtige Menschen häufiger Depressionen bekommen und depressive Menschen durch Gewichtszunahme länger depressiv bleiben.

Aus Tierversuchen und eigener Erfahrung weiß man, dass man mehr Kohlehydrate verzehrt, wenn man dauernd gestresst ist. Es wurde berichtet, dass es während einer Depression zu einer Fettzunahme, sowohl um das Herz als auch um die Nebenniere kommt, welche das Stresshormon Cortisol ins Blut abgibt. Die Zusammenhänge zwischen Übergewicht, Herzerkrankung und Depression werden immer deutlicher. Dies bestätigen indirekt auch neue Forschungen, die Zusammenhänge zwischen dem Immunsystem, der Ernährung und dem Mikrobiom (Darmbakterien, -pilze etc.) aufdecken.

Außerdem werden stressbedingt entzündliche Prozesse gefördert, sowohl außerhalb als auch innerhalb des Gehirns (im Körper lassen sich vermehrt Biomarker wie der Tumornekrosefaktor TNF und Interleukine IL-6 und im Hirn Zytokine nachweisen). Es werden Hirnzellen geschädigt und deren »Nachschub« beziehungsweise »Erneuerung« beeinträchtigt.

Wie sollten Arzt und Patient damit umgehen?

Antidepressiva sollten bei Menschen mit Herzerkrankungen zwar frühzeitig gegeben werden, aber nicht das Herz belasten. Falls doch, dann muss der Psychiater eng mit dem Facharzt zusammenarbeiten. Zusätzliche Psychotherapie ist bei herzerkrankten Menschen nicht so erfolgreich, wie bei herzgesunden Menschen.

Besteht Übergewicht, befindet man sich in einem therapeutischen Dilemma. Zum einen führt eine gewichtsreduzierende Ernährung nur kurz zur Besserung – schnell fühlt sich ein depressiver Mensch wieder schlechter –, zum anderen braucht jeder zum Abnehmen Kraft und Energie, die der depressive Mensch nicht hat! Abnehmversuche scheitern meist. Dann fühlt er sich als Versager, hat ein schlechtes Gewissen, was alles therapeutisch unerwünscht ist. Also ist es besser, die Gewichtsprobleme erst nach der Depression anzugehen. Sollte dann Wille und Disziplin nicht ausreichen, sollte man einen Psychologen hinzuziehen. Denn ein gesundes Gewicht, eine gesunde Ernährung mit wenig »Transfetten« und regelmäßige sportliche Betätigung schützen sowohl vor Herzerkrankungen, als auch vor der nächsten Depression.

WIE VERHALTE ICH MICH, WENN MEIN PARTNER DEPRESSIV IST?

Immer wieder begegnet mir diese Frage. Und das ist mehr als verständlich! Wie soll man verstehen, wenn sich der Partner immer mehr zurückzieht, seine Aufgaben nicht mehr bewältigen kann und auch nachts unruhig ist, oft Angst und Panik hat, sich äußerlich scheinbar gehen lässt, blass und ungesund wirkt, nur noch langsam, sorgenvoll und negativ denkt, vieles vergisst? Außerdem isst er meist schlecht und ungesund, reagiert komisch, irgendwie anders als früher, erfreut sich an nichts mehr und vor allem: Mein Partner möchte keinen Sex mehr!

Da liegt es nahe, zunächst zu schauen, ob ich selbst etwas falsch mache oder vielleicht sogar einen Nebenbuhler habe. Aber dann würde er oder sie sich ja äußerlich nicht so gehen lassen. Oder ob ich mehr Alltagsarbeit übernehmen muss, um es dem anderen leichter zu machen, meine Kraft schenken, damit mein Partner sich etwas ausruhen kann, um dann wieder »der beziehungsweise die Alte« zu werden. Ich muss vielleicht auch mehr mit dem anderen sprechen, seine Probleme anhören, obwohl ich gar nicht so der Typ dafür bin. Aber so sehr ich mich auch bemühe: Ich verstehe einfach nicht was los ist. Das alles strengt mich sehr an. Ich merke, wie ich auf der Arbeit mehr an zu Hause denke, wie ich selbst langsam an Kraft verliere, unkonzentriert werde. Auch die ständige Enttäuschung, dass sich alles eher verschlimmert, obwohl ich mich so anstrenge, zermürbt mich zunehmend.

So oder ähnlich mögen viele Angehörige von depressiven Menschen denken. Dies umso mehr, je näher mir der erkrankte Mensch steht. Dies führt zu einem Dilemma. Beide Partner versuchen ihr Bestes, dabei ziehen sie sich aber gegenseitig runter. Wieso? Und wie kann ich aus dieser »Loose-loose«-Situation in eine »Win-win«-Situation gelangen?

Zunächst muss man als Angehöriger einige Punkte zu verstehen versuchen:

— Ihr Partner ist **krank**, nicht bequem, berechnend, untreu oder was man sich sonst noch vorstellt …
— Ein depressiver Mensch sucht praktisch **immer** die Schuld bei sich und sieht praktisch **alles** negativ. Seine Energie und Kraft sind so niedrig, dass er sich gegen nichts und niemanden mehr wehren beziehungsweise keinen Widerstand mehr leisten kann.
— Ihr Partner **spürt**, wie es Ihnen geht – egal, wie rücksichtsvoll Sie es verbergen wollen – und hat oft höllische Angst, Sie zu verlieren.
— Das normale – oft völlig unbewusste – Miteinander funktioniert teilweise nicht mehr. So kann ich nicht, wie sonst im Alltag, **meine** Kraft vorübergehend dem Partner »schenken« und erhalte **seine** Kraft in der nächsten Woche, wenn ich sie brauche, sozusagen zurück. In der Depression verpufft leider Ihre Kraft an der Erkrankung!

Hier sollte nun der Psychiater versuchen, **beiden** weiterzuhelfen. In meiner Praxis geschieht dies regelmäßig durch ein »Paargespräch«. Dies heißt so, kann aber natürlich genauso gut ein Mutter/Vater-Kind- oder Geschwister- oder Freundesgespräch sein, je nachdem, welcher Angehörige dem erkrankten Menschen am nächsten steht.

Dabei werde ich versuchen, den Angehörigen ihre eigene belastete Situation vor Augen zu führen (denn die wenigsten sind sich deren überhaupt bewusst) und ihm zu zeigen, wie das wiederum den erkrankten Menschen »runterzieht«, denn dieser gibt sich ja regelmäßig selbst die Schuld und hat sehr viel Angst verlassen zu werden. Nichts bessert, sondern alles verschlechtert sich, wenn man sich selbst auch noch überfordert und stresst und unzufrieden wird.

Hat man das verstanden, dann kann der nächste Schritt zurück in eine »Win-win«-Situation führen. Nun sollten die Angehörigen erkennen, dass sie im Moment für **sich selbst** sorgen müssen und dass es ihnen **gutgehen** soll. Dabei müssen Angehörige aber beachten, dass man als Mensch mit einer Depression streckenweise sehr viel Angst hat und extrem ungern alleine ist. Man sollte (beispielsweise morgens) irgendwie erreichbar sein oder den »Mädelsabend« oder den Kinobesuch abends eventuell verschieben. Dies gelingt naturgemäß aber viel einfacher, wenn wir uns ausgeglichen fühlen, als wenn wir gestresst und unzufrieden denken: »Auch das noch, wer soll das aushalten?«.

Wenn Angehörige dann so handelt (mal mit Freund/Innen weggehen, mal ins Stadion, einen Abend Spielekonsole/Video mit Freunden oder was auch immer ... weniger arbeiten, darauf vertrauen, dass die Behandlung zwar länger dauert, aber der Partner wieder gesund wird ...), wird dies alleine den Zustand um circa 10–15 Prozent verbessern, auch ohne Medikamente, da der Schulddruck (»Ich mache meine Umwelt krank, ziehe jeden mit runter«) endlich wegfällt.

Nach dem Gespräch empfehle ich den Angehörigen noch leicht verständliches Informationsmaterial.

DEPRIMIEREND: UMGANG MIT DEPRESSIVEN MENSCHEN

Wenn Petra G., wegen Depressionen seit Wochen krankgeschrieben, wieder mal einen Anruf vom medizinischen Dienst der Krankenkassen erhält, gerät sie in Panik. Bereitwillig bestätigt die ängstliche 49-Jährige dem Anrufer, ihr gehe es schon viel besser, sie werde sich umgehend im Betrieb zur Wiederaufnahme der Arbeit melden. Zwei Tage später sitzt Petra G. bei ihrem Psychiater im Wartezimmer. Sie fühlt sich elend; zu arbeiten vermag sie noch nicht.

Nach so einem Erlebnis, auch in Ämtern, Sozialgerichten, bei der ARGE oder dem Versorgungsamt, geht es solchen Patienten sofort wieder viel schlechter. Allein durch diese spezielle Art seelischer Belastung stürzen Patienten wieder in Situationen zurück, die durch die Therapie bereits überwunden schienen. Das ist für beide, den Patienten ebenso wie für den Therapeuten, gleichermaßen frustrierend.

Mitarbeitende von Behörden sind oft nicht darauf vorbereitet, dass es im Umgang mit depressiven Menschen auf besonderes Fingerspitzengefühl ankommt. Das vielfach von Arbeits- und Zeitdruck in Behörden geprägte Verhalten kann ein »normaler« Mensch verkraften, auch wenn der Eindruck pauschaler Ablehnung manchen Antragstellenden dazu bringt, sich wie ein Bittsteller zu fühlen. Diese Wirkung ist bei Menschen mit Depressionen aber potenziert. Denn Menschen mit Depression können schlecht Widerstand leisten; sie können sich mangels Energie nicht wehren, sind ihrer Kraftlosigkeit im Umgang mit den Behörden oft hilflos ausgeliefert. Daher sollten Mitarbeitenden dieser Dienstleister und Behörden für den Umgang mit depressiven Menschen besonders geschult werden. Wenn einige Aspekte beim Umgang beachtet werden, könnte der Umfang des Arbeitszeitausfalls bei dieser Gruppe gesenkt werden.

2008 musste ich noch täglich zwei, drei Telefonate mit Krankenkassen oder Ämtern führen. Danach lud man mich zu Fortbildungen für Mitarbeitende ein und die Situation in meiner Heimatstadt Mönchengladbach verbesserte sich spürbar.

ÜBER DIE ZUNAHME DEPRESSIVER ERKRANKUNGEN, IHRE ERKENNUNG UND BEHANDLUNG (INTERVIEW 2022)

Erst schied ein Nationaltorhüter, Robert Enke, aus dem Leben, vor Kurzem kam es dann zu einem Suizidversuch bei dem Schiedsrichter Babak Rafati. Um die daraus resultierende Frage mit einem abgewandelten Wort Francisco Goyas zu formulieren: Gebärt der Fußballsport geradezu das Ungeheuer Depression?

DR. JÜRGEN VIETEN: Nein, ganz und gar nicht. Leistungssport macht nicht depressiv. Die Äußerungen des DFB-Präsidenten zum Fall Rafati scheinen mir voreilig.

Was Menschen depressiv macht, sind Dauerstress und Dauerbelastung – bei erblicher Vorbelastung. Diese sind neutral, können in jedem Beruf und jeder Lebenslage aber Symptome von Depression auslösen. Natürlich gibt es Menschen, die zu extremer Leistung neigen. Sie könnten im Leistungssport Umstände vorfinden, die zu einem Dauerdruck führen, dem sie irgendwann nicht mehr standhalten. Aber wir sollten aufpassen, Menschen mit krankhaften Depressionen nicht für unsere eigenen Zwecke zu benutzen.

Wie definieren Sie Depression? Es ist doch wohl keine Krankheit wie andere?

DR. JÜRGEN VIETEN: Doch, da muss ich Ihnen widersprechen. Der wesentliche Unterschied zu anderen Krankheiten ist nur, dass ich Depression schlecht sehen kann. Diese affektive

Störung weist folgende Hauptsymptome auf: Gedrückte Stimmung, Antriebsmangel, Freud- und Interesselosigkeit, negatives Denken, oft auch recht typische Schlafstörungen, starke Angst und Rückzugsverhalten. Für Laien ist das jeweils nicht leicht zu deuten; selbst, wenn ein Beobachter meint, einen Patienten gut zu verstehen, ist es damit manchmal nicht weit her.

Wie kommt das?

DR. JÜRGEN VIETEN: Wir schließen schnell von uns auf andere. Damit springen wir aber bei krankhaften Depressionen regelmäßig zu kurz. Wenn sich ein gesunder Mensch mal »depressiv« fühlt, dann unterscheidet sich das vom Zustand »eines wirklich Betroffenen« oft so wie ein blauer Fleck von monatelang gebrochenen Beinen. Obwohl wir alle inzwischen zunehmend offen und tolerant mit den Betroffenen umgehen, können wir diese als Laien nicht wirklich verstehen. An dieser Stelle möchte ich auch im Namen der Patienten einmal »Danke« sagen, für das gewachsene Verständnis der Krankenkassen und ihrer medizinischen Dienste, der Arbeitsämter und Gerichte. Ich selbst habe bestimmt 50 Patienten behandeln müssen, um schrittweise zu begreifen, wie ein depressiver Mensch denkt, fühlt und handelt.

Wie äußern sich die häufigsten Formen der Depression?

DR. JÜRGEN VIETEN: Bei jedem gibt es verschiedene Arten von Symptomen in unterschiedlicher Anzahl. Diese im Einzelnen aufzuzählen, sprengt den Rahmen. Es gibt leichte, mittelschwere und schwere Formen. Die Mischung und die Intensität der einzelnen Symptome führen zur Definition des Schweregrades. Suizidalität, das heißt der Wunsch, aus dem Leben zu scheiden, zeigt fast immer eine besondere Schwere der Depressivität an.

Gibt es eine Möglichkeit, bei sich selbst festzustellen, ob man möglicherweise depressiv oder gar manisch-depressiv ist?
DR. JÜRGEN VIETEN: Da hilft zumindest bei der Depression durchaus das sogenannte Beck-Depressions-Inventar (BDI), das Sie oft auch kostenlos im Internet finden. Damit können Sie das checken. Ab der Punktzahl 15 sollte man sich Rat bei einem Psychiater holen.

Wie diagnostizieren Sie in Ihrer Praxis Depression? Nicht jeder Melancholiker oder Phlegmatiker ist depressiv.
DR. JÜRGEN VIETEN: Das ist richtig. Ich führe zunächst ein langes Untersuchungsgespräch mit dem Patienten; das nennt sich Anamnese. Darauf folgt ein Testverfahren; zudem müssen körperliche Ursachen ausgeschlossen werden. Gegebenenfalls muss nun noch eine Zweitanamnese eingeholt werden, etwa indem ich Angehörige kontaktiere. Jemand, der sich wohlfühlt und positiv denken kann, kann nicht depressiv sein.

Gibt es einen »depressiven Menschenschlag«?
DR. JÜRGEN VIETEN: Es gibt, das haben alle wissenschaftlichen Untersuchungen ergeben, keinen depressiven Typ Mensch; die Krankheit ist nicht am Wesen ablesbar. Die Ausnahme bildet eine erbliche Vorbelastung in der Familie.

In welchem Lebensalter treten Depressionen bevorzugt auf?
DR. JÜRGEN VIETEN: In der Regel fängt das im dritten Lebensjahrzehnt an – in einem Lebensabschnitt, in dem Menschen oft zum ersten Mal unter Dauerstress geraten, durch soziale Kontakte und vor allem die Berufswahl. Wer dabei keine Depression entwickelt, hat es fürs Erste geschafft.

Aber er gibt keine Sicherheit, auch in Zukunft von der Krankheit verschont zu bleiben, oder?

DR. JÜRGEN VIETEN: Das stimmt, einen Freibrief hat er damit nicht. Wenn in späteren Lebensabschnitten körperliche Erkrankungen wie Herzinfarkt, Schlaganfall oder Parkinson auftreten oder eine Entwicklung zur Demenz einsetzt, steigt die Wahrscheinlichkeit, an Depression zu erkranken, sogar bis auf 50 Prozent an. Das heißt: Jeder Zweite, der solche schweren Krankheitsschläge wegstecken muss, ist akut gefährdet. In Depression fallen wir gerne, wenn wir zum Beispiel zunehmend hilflos in Situationen geraten, aus denen wir selbstständig nicht mehr herausfinden.

Nehmen Erkrankungen des depressiven Formenkreises zu?

DR. JÜRGEN VIETEN: Das war lange Zeit umstritten, aber seit 1–2 Jahren wissen wir, dass krankhafte Formen von Depression auf dem Vormarsch sind. Waren es früher nur gut 6 Prozent aller Menschen, die in ihrem Leben einmal an Depression erkranken, so ist diese Quote auf nunmehr 11 Prozent angestiegen. Auffällig ist, dass der Anteil der Frauen und jüngerer Erwachsener zugenommen hat.

Wie lassen sich Depressionen erfolgversprechend behandeln?

DR. JÜRGEN VIETEN: Je schwerer die Depression ist, desto wichtiger ist das Ansetzen einer Medikation. Dazu kommt immer auch psychotherapeutische Arbeit in Gesprächen. Weder sollte der Patient im akuten Stadium dabei lange an seiner Kindheit arbeiten – es gilt ja, Stress und Belastungen zu vermeiden, die zwangsläufig dabei entstehen müssen – noch muss er etwas »lernen«, außer richtig mit seiner Krankheit umzugehen. Letzteres ist deshalb wichtig, da gerade die Zentren unserer Lernfähigkeit, eine Art Festplatte unseres Gehirns, in Mitleidenschaft gezogen werden.

SO KANN SPORT BEI DEPRESSIONEN HELFEN

In den letzten Jahrzehnten ist die Wirkung des Sports genauer untersucht worden; die positiven Wirkungen sind unbestritten. Individuell angepasster, nicht übertriebener Sport reguliert das Körpergewicht und damit verbundene Einflussgrößen wie die Blutfette, Cholesterin, Blutdruck und Herzleistung. Die Muskulatur wächst und verbessert ihre Funktion. Die Darmtätigkeit reguliert sich, der Wasserhaushalt ebenfalls. Er verbessert teilweise die sogenannten kognitiven Funktionen, also Teilbereiche der Leistungsfähigkeit unseres Gehirns, etwa das Konzentrationsvermögen und das Kurzzeitgedächtnis. Auch das Arbeitsgedächtnis, mit dem wir Informationen be- und verarbeiten, wird gestärkt.

Psychisch erleben wir ebenfalls positive Veränderungen. Unser Körpergefühl verbessert sich, wir fühlen uns attraktiver. Bei Männern steigt messbar der Testosteronspiegel, Bauchfett wird verbrannt, die Libido steigt, man fühlt sich attraktiver, dynamischer und kommt beim anderen Geschlecht besser an. Die Stimmung steigt leicht an, man kann unangenehme Gefühle besser regulieren.

Betreiben wir Sport über unsere Belastungsgrenzen hinaus, werden kurzfristig Glücksstoffe ausgestoßen (Enkephaline), die ein stundenlanges Hoch- und Entspannungsgefühl vermitteln. Tun wir dies häufig, können wir uns in einen Erschöpfungszustand treiben und uns dem Sport gegenüber ähnlich verhalten, wie Spielsüchtige gegenüber dem Glücksspiel.

Was verändert sich aber, wenn wir an einer krankhaften Depression leiden? Diese zieht unter anderem unsere Stimmung und Belastbarkeit stark herunter; wir verlieren Antrieb, sitzen viel auf der Couch, liegen im Bett, ziehen uns zurück. Wir können uns extrem schlecht konzentrieren, Gedächtnisfunktionen leiden. Studien mit dem fMRT (Darstellung von

Hirnprozessen in der Magnetresonanztomografie) zeigen, dass sich das »Seepferdchen« (Hippocampus) verkleinert. Das ist der Hirnteil, in dem wichtige Gedächtnisprozesse ablaufen (Informationen werden hier beispielsweise vorbereitet, um bei Wichtigkeit in das Langzeitgedächtnis weitergeleitet zu werden), sowie Konzentration und Aufmerksamkeitskontrolle ihren Sitz haben. Dies erklärt man dadurch, dass die Hirnsteuerung des Stresshormons Cortisol versagt und sich überschüssiges, nicht verwertbares Cortisol dort an Andockstellen festsetzt. Dies wiederum verhindert die Neubildung vollwertiger Zellen. Es entsteht eine Art Zellmüll.

Da der Hippocampus von allen Hirnteilen die regeste Zellneubildung aufweist, führt dies natürlich zu einer massiven Minderung der dort gesteuerten Lernleistungen. Dies ist der wichtigste Grund dafür, dass alle Psychotherapien, die ein »Lernen« des Patienten voraussetzen, zum Scheitern verurteilt sind. In einer Depression sind wir praktisch lernunfähig.

Leichter Sport führt allerdings messbar zur Normalisierung der Hippocampusgröße und zur Funktionsverbesserung – schneller als durch Medikamente und Psychotherapie. Allerdings: Übertreiben es die Betroffenen, geht dieser Effekt wieder verloren.

Es gilt also, zusammen mit seinem Arzt das richtige Maß zu finden. Ein 30-minütiger Spaziergang täglich ist ein erster Ansatz. Wichtig: Am Ende jeder Depression normalisiert sich auch die Hippocampus-Funktion wieder.

EBBE IM GEHIRN

Das Interesse an Depressionen und entsprechende Fragen nehmen spürbar zu. Dies hat mehrere Gründe: Zum einen fragt sich fast jeder Mensch, der sich gelegentlich unwohl fühlt (und wer täte das nicht?), ob er evtluell an einer Depression leiden könnte. Auch wird die enorme volkswirtschaftliche Bedeutung der Krankheit klarer. Experten vermuten, dass sie bald an vorderster Stelle aller zur Arbeitsunfähigkeit führenden Krankheiten stehen wird. Zudem hat sich das Interesse an der Funktionsweise und damit auch an Fehlfunktionen unseres Gehirns drastisch gesteigert. Auch tun sich manche Menschen in unserer so rational geprägten westlichen Zivilisation schwer, zu akzeptieren, dass wir oft nur Ausführende unserer zerebralen Funktionen sind und nicht, wie gehofft, deren Kontrolleure. Depressive Menschen irritieren in einem solchen Welt- und Menschenbild, da sie sich depriminert fühlen, antriebs-, energie- und freudlos sind, ohne erkennbaren Grund.

Es ist wichtig zu verstehen, dass Stimmungsschwankungen im Alltag meist klar von Depressionen abgrenzbar sind. Man muss sich mindestens zwei Wochen ununterbrochen depressiv fühlen, mit obigen Symptomen, um als erkrankt in Betracht zu kommen. Dies erleiden 10–18 Prozent einmal im Leben, circa 5 Prozent mehrfach.

Dann ist wichtig, dass es viele weitere Symptome gibt, die individuell in unterschiedlicher Intensität hinzutreten können. Typischerweise sind dies Schlaf-, Appetit- und Sexualstörungen, sowie die depressive Triade (negatives Denken über sich selbst, die Umwelt und die Zukunft). Schmerzen entstehen oder verstärken sich, da das Gehirn diese nicht mehr, wie bei einem Gesunden erfolgreich unterdrücken kann. Hinzu kommen Unruhe, Rückzug, höhere Infektanfälligkeit, Freitodgedanken (8–15 Prozent der erkrankten Menschen versterben durch Suizid), verstärkte Schuld- und Wertlosigkeitsgefühle, Leere- und Gleichgültigkeitsgefühle. Konzentrations- und Gedächtnisstörungen kommen hinzu, da sich erneuernde Zellen, in den zuständigen Hirnarealen (Hippocampus-Region),

Defekte tragen. Gott sei Dank, regenerieren sich diese unter dem Einfluss von Medikamenten wieder.

70 Prozent aller depressiven Menschen stellen sich ausschließlich mit Schmerzen bei Hausärzten vor, der die Depression leider nur in 10 Prozent der Fälle erkennt (damit sind die deutschen Hausärzte aber noch europäische Spitze!). Nur 3–4 Prozent werden gleich vom Psychiater und Psychotherapeuten diagnostiziert und behandelt, obwohl sie dort nach spätestens einem medikamentösen Fehlversuch an der richtigen Stelle wären!

Die Therapie richtet sich zunächst nach der Stärke der Depression. Je schwerer sie ist, desto wichtiger sind Medikamente (Antidepressiva). Diese beginnen in 60–70 Prozent der Fälle nach 1–2 Wochen zu wirken, sorgen unter anderem dafür, dass Hirnzellen wieder eine ausreichende Menge an bestimmten Eiweißen (Hirnwachstumsfaktor) produzieren. Diese machen nicht abhängig.

Aktuell sorgen Befunde von Prof. Leanne Williams (Universität Stanford) für Aufsehen: Ihr gelingt es scheinbar durch MRT-Untersuchungen, inzwischen sechs verschiedene Formen der Depression abzugrenzen. Dabei versucht sie, die bereits erwähnten unterschiedlichen Behandlungsmethoden gezielter und somit nach ersten Befunden auch erfolgreicher einzusetzen. So ist beispielsweise bekannt, dass das Symptom Anhedonie (Freudlosigkeit) auf Medikamente kaum anspricht. Hier erkennt sie unterbrochene Verbindungen zum Belohnungssystem des Menschen. Erprobt wird nun das Belohnungssystem, mit dem aus der Parkinsontherapie bekannten Pramipraxol, zu beeinflussen (es ahmt die Wirkung von dem Überträgerstoff Dopamin nach). Außerdem versucht sie Besserungen mit einer gezielten Anregung dieser Hirnregion, mit der sogenannten Transkraniellen Magnetstimulation (rTMS), zu erzielen.

Hinzu kommt ihr Versuch, die Grenzen und Möglichkeiten der Psychotherapie in der Depressionsbehandlung neu festzulegen. Diese Entwicklungen machen Hoffnung auf zukünftig noch gezieltere wirksame verbundene Therapieformen (Medikation, Psychotherapie, evtl. rTMS). Und auch die nächsten Angehörigen müssen, aufgrund von oft extremer Erschöpfung, in die Behandlung mit einbezogen werden.

Begleitend sollte immer eine Psychotherapie erfolgen. Am besten wirken depressionsangepasste Formen kognitiver Verhaltenstherapie (kVT). Zudem kommen je nach Einzelfall Elektrokrampf-, Schlafentzugs- und/ oder tiefenpsychologische Psychotherapie zum Einsatz.

Jede Therapie sollte so angelegt sein, dass sie den kaum belastbaren Patienten nicht noch zusätzlich stresst, sondern ihn unterstützt, mit der vorübergehend geringen Kraft sparsam umzugehen. Es ist wichtig zu verstehen und dem Patienten auch wiederholt zu sagen, dass jede Depression vorübergeht. Das wirkt gut gegen die dauernde krankhafte Hoffnungslosigkeit.

ADVENT, ADVENT, DIE SEELE BRENNT…

In der Adventszeit erleben wir Psychiater regelmäßig, wie schwer sich viele mit der Liebe tun. Zunächst wird allen wieder schwerer ums Herz, die vor Kurzem einen Liebsten verloren haben. Unweigerlich kommen die Erinnerungen hoch und durchdringen manche Stunden, manche Nächte. Dies ist völlig normal und Teil des sogenannten Trauerprozesses.

Viele geraten aber in völlig andere Gefühle wie Wut, Trotz, Trauer ohne konkreten Verlust, Angst, Einsamkeit, Widerstand, Ablehnung etc. Dies übertragen sie dann auf das Weihnachtsfest (Projektion) und ihre Familien. Dafür bilden meist Beziehungsstörungen den Hintergrund. Das heißt, der

Mensch erinnert sich unbewusst an seine Erfahrungen mit der ersten Liebe – die zu seinen Eltern / seiner Familie. Dort wurde er entweder nicht richtig geliebt (Ambivalenz, Bindungsunsicherheit) oder sogar abgelehnt (negative Bindung) und handelt in der Gegenwart danach.

Bleibt ihm dies unbewusst, kann daraus eine lebenslange Unsicherheit und die ewige unbewusste Frage an seine Umwelt resultieren: »Bin ich liebenswert« beziehungsweise »Was ist so falsch an mir, dass mich niemand liebt?« Dies kann zur festen Überzeugung führen, nicht liebenswert zu sein, oder gar zum Hass auf alle und alles, wo Liebe spürbar wird; eben auch auf die Weihnachtszeit. An diesen Fehlentwicklungen tragen immer die Eltern die Schuld, zumindest bis zur Pubertät.

Wird uns aber nicht das Glück einer langen liebevollen Paarbeziehung zuteil, dann erkennen wir die Zusammenhänge in unserer Seele erst im Laufe einer längeren tiefenpsychologischen Psychotherapie. Jahr für Jahr gelingt es uns dann aber besser, die Ambivalenz oder Ablehnung der Eltern hinter uns zu lassen und Weihnachten als Fest unserer eigenen Liebe zu anderen zu genießen.

Leiden statt lieben heißt es oft auch für Menschen in einer Depression. Alles erschöpft sie schnell, auch familiäre Feste; die Gefühle sind oft »auf Eis«, Anstrengungen sind kaum möglich und sogar schädlich, praktisch alles erscheint negativ, am liebsten zieht man sich zurück. Dann wird zur Weihnachtszeit die Einsamkeit stärker spürbar, zum einen, da einen kaum jemand verstehen kann, zum anderen verstärken sich Einsamkeitsgefühle aus der Kindheit. Daher haben die erkrankten Menschen dann häufiger Freitodgedanken. Der Arzt ist gefordert, klar und unmissverständlich die Zusammenhänge aufzudecken und notwendige Hoffnung zu vermitteln.

Auch alkoholerkrankte Menschen fürchten Weihnachten und Silvester. Alkohol gehört fast überall dazu. Dies bedeutet für den, der den Willen hat, nichts mehr zu trinken, erhöhte Anstrengungen, der Versuchung zu widerstehen – vor allem, wenn auch noch gleichzeitig die oben beschriebenen »schlechten« Gefühle hinzutreten. Und man will ja auch den anderen nicht »die Stimmung vermiesen«. Jeder Arzt weiß, dass die Rückfallgefahr jetzt besonders hoch ist. Zusammen mit seinem Arzt kann er sich aber schützen.

WENN FERIEN KRANK MACHEN

Für den modernen Menschen hat sich der Urlaub von seinem ursprünglichen Sinn – Regeneration von harter körperlicher Arbeit – entfernt. Wir machen häufiger, aber meist kürzer Urlaub, arbeiten manchmal im Urlaub oder nutzen »Brückentage« zwischen der Arbeit. Urlaub ist für manche Menschen aber auch eine Frage des Prestiges geworden, ein zentrales Gesprächsthema.

Heute verbringen viele den Urlaub aktiv mit Kultur, Sport oder Sightseeing gemeinsam mit anderen. Immer mehr werden der eher langweiligen Strände überdrüssig. Manche leben sogar so stark auf ihren nächsten Urlaub hin, dass sie dabei versäumen, ihren Alltag so zu gestalten, dass er sie zufrieden macht.

Aber nicht alle Menschen können Urlaub genießen. 2–7 Prozent aller Deutschen sind gerade ernsthaft depressiv. Für diese etwa 4 Millionen Menschen bedeutet Urlaub meist eine Belastung. Es muss gepackt, geplant, organisiert werden, Kinder und Tiere sind zu versorgen, Zeitungen müssen abbestellt, Gärten gepflegt und Wäsche gewaschen werden. All dies kann eine Tortur, ja eine unüberwindliche Hürde für Menschen sein, die aufgrund einer depressiven Antriebsschwäche manchmal kaum in der Lage sind, aus dem Bett aufzustehen.

Dennoch treiben sich diese Patienten oft zum Urlaub, in der Regel, um dem Wunsch des Partners gerecht zu werden. Die

Partner wiederum verausgaben sich bis zur Erschöpfung, um dem depressiven Menschen zu helfen, ihm »Kraft zu geben«. Sie ahnen nicht, dass sie ihm damit eher schaden, da dieser dies sofort spürt und mit depressiver Denkstörung, schlechtem Gewissen und Schuldgefühlen reagiert. Der Patient denkt nun, er sei ein schlechter Mensch, da der andere für ihn leiden müsse.

Viele willigen gegen ihr Empfinden in die Urlaubswünsche des erschöpften Partners ein. Hinzu tritt der depressive Mangel an Widerstandskraft und Energie, was es den Betroffenen beinahe unmöglich macht, eigene Interessen zu vertreten. In meiner Praxis habe ich noch nie einen ernsthaft depressiven Menschen erlebt, dem es nach dem Urlaub wirklich besser ging als vorher – vielen ging es schlechter.

Depressive Menschen und ihre Partner muss man in einem Paargespräch über die Zusammenhänge aufklären und ihnen die Hoffnung vermitteln, den nächsten Urlaub vielleicht schon wieder froh und aktiv gestalten zu können. Der Partner sollte lernen, sich auch zu Hause zu erholen. So hilft er dem depressiven Menschen (und sich selbst) mehr, als wenn er den Partner in einen Urlaub zwingt.

Probleme haben auch manche Angstpatienten. Einige leiden unter Flugangst, Panikattacken oder Platzängsten. Diese Menschen bekommen teilweise schon beim Gedanken an einen Flug, eine Fahrt im Stau oder an eine frühere Panikattacke in einem stresserfüllten Urlaub so viel Angst, dass sie alles daransetzen, Urlaub oder zumindest bestimmte Verkehrsmittel zu vermeiden. Da dies alles in ihren Gedanken passiert, kann es sein, dass hinter dem Satz »Ich liebe die Eifel« in Wirklichkeit eine Flugangst steckt oder die Aussage »Ich kann den Garten nicht so lange alleine lassen« eigentlich bedeutet, »Ich habe panische Angst davor, im Urlaubsstau stecken zu bleiben«. Dies nennt man Rationalisierung und Vermeidungsverhalten.

Angstpatienten sollten in einer Verhaltenstherapie eventuell auch medikamentös unterstützt werden und lernen, richtig mit Angst und Panik umzugehen und sie so abzubauen.

LEIDEN STATT VERKLEIDEN

Karneval – was für eine Stimmung, was für eine Tradition! Die größte Party der Welt zwischen dem Rheinland und Rio, Venedig und Mardi Gras in New Orleans. Was aber, wenn uns psychische Krankheiten daran hindern mitzufeiern, mitzumachen? Leider werden wir dann als miesepeterige Menschen, Stimmungsbremsen, Dauernörgler diskriminiert. Natürlich versucht der echte Karneval, uns auch jetzt noch zu integrieren, und manchmal schafft er es auch. Dennoch: Die fünfte Jahreszeit bedeutet für einige Menschen auch eine Belastung.

Da ist der alkoholerkrankte Mensch, der um seine Abstinenz kämpft und der nun an jedem Tisch, an jeder Straßenecke zum Mittrinken aufgefordert wird. Er aktiviert dabei sein Suchtgedächtnis, das den Zusammenhang zwischen bestimmten Trinkgewohnheiten und der Zufuhr von Alkohol abgespeichert hat und ihn nun mit verstärktem Trinkdruck (Craving) bestraft.

Da sind manche an Angst-/Panik erkrankte Menschen, die schon bei dem Gedanken an Enge, an viele Menschen, Angst vor ihrer Angst bekommen und nun alles Erdenkliche (beispielsweise in den Urlaub fahren, dringende Verwandtenbesuche etc.) unternehmen, um diese panikauslösenden Situationen zu vermeiden.

Ebenfalls Schwierigkeiten haben Menschen mit sozialer Phobie, die ungern im Mittelpunkt stehen, ständig Angst haben, sich zu blamieren oder zu beschämen. Ihnen hilft der Alkoholkonsum (als falscher Freund) im Karneval, da er die soziale Angst vermindert.

Besonders schlimm aber ist Karneval für viele depressiv erkrankte Menschen. Diese spüren, während der »Tollen Tage« ihre Krankheit besonders; der Kontrast zwischen ihrer Deprimiertheit und der (manchmal nur vermeintlich) guten Stimmung der anderen trägt dazu bei, dass sie sich noch einsamer fühlen, als sie es mit ihrer für Gesunde so schwer verständlichen Krankheit ohnehin schon sind. Hier ist es ganz wichtig, Hoffnung zu vermitteln! Der erkrankte Mensch muss zumindest ahnen, dass er wahrscheinlich im nächsten Jahr Karneval wieder wie alle anderen mitfeiern kann, da jede Depression wieder vorbeigeht. Andernfalls kann es im Karneval sogar zu verstärkten Suizidgedanken kommen, die viele depressive Menschen so schon mehr oder weniger stark haben.

Ähnliche Schwierigkeiten haben Menschen mit Persönlichkeitsänderungen nach schlimmen oder langanhaltenden seelischen Verletzungen (Traumatisierungen, wie Unfälle, Katastrophen, extremen negativen Lebensveränderungen etc.), deren Gefühlsleben Schaden erlitten hat und die sich nun traurig oder leer und alleine zwischen all den Feiernden fühlen.

Patienten mit Schizophrenie können zwar mitfeiern, wenn sie sich nicht in einer akuten Psychose (Krankheitsschub) befinden, müssen aber sehr vorsichtig mit dem Alkohol umgehen (Medikamente!) und sind anfällig für eine Überflutung durch all die Sinnesreize, sodass sie sich rechtzeitig zurückziehen müssen, um der Krankheit nicht durch Überforderung Vorschub zu leisten.

Schlussendlich kann uns natürlich auch die normale gesunde Trauer, beispielsweise um einen geliebten Menschen, die Narrenzeit verleiden.

Allen anderen psychisch gesunden Griesgramen rufen wir aber mit den Bläck Föös lachend zu: »Drink doch eene mit, dat is janz ejal, du stehst hee de janze Zick erüm…«

Suizidalität

FREITOD ODER SELBSTMORD

Der Stationspfleger auf »meiner« geschützten Frauenstation begrüßt mich mit den Worten: »Morgen, Doc ... Frau X hat sich am Wochenende umgebracht!« Mir wird schwarz vor Augen, ich schlucke, mein Mund ist trocken, mein Herz rast, mir ist schwindelig. »Wie bitte?« Ich muss mich setzen. »Sie ist vom Hochhaus gesprungen. Mehr wissen wir auch noch nicht.«

Frau X litt unter einer schweren Depression, in deren Rahmen sie auch mehrfach ernsthafte Freitodgedanken hatte. Diese waren auf der Oberarztvisite in der Woche zuvor auch nochmal thematisiert worden. Sie hinterließ im Team einen Rest Unsicherheit. Das gehört aber auf einer geschlossenen Station beinahe zur Routine. In den vergangenen Wochen hatte sie sich schrittweise etwas verbessert, aber sie hatte auch eine Fassade, das heißt, sie zeigte sich äußerlich besser, als es ihr innerlich ging. Freitags schien es aber wirklich spürbar besser. Sie bat um eine Wochenendbeurlaubung, um eine Freundin zu besuchen. Wir führten ein eingehendes Gespräch, in dem sie mir versicherte, sich nichts antun zu wollen und sofort zurückzukommen, wenn es ihr schlechter gehen würde. Also genehmigte ich ihren Ausgang.

Wie sollte ich nun mit dem Suizid umgehen? Schuldgefühle und Schuldabwehr durchfluteten mich. Was hatte ich übersehen oder überhört? War ich mir zu sicher gewesen? Immerhin arbeitete ich schon über zwei Jahre in der Psychiatrie und auch aus den eineinhalb Jahren vorher, in der Neurologie, waren mir Freitodgedanken und Freitodversuche vertraut. Dachte ich vielleicht grandios, mir passiert so etwas nicht? Hatte ich vielleicht die Hinweise auf eine Entwicklung hin zum Selbstmord [a] übersehen? War ich zu locker geworden, zu bequem, Menschen auch gegen ihren Willen auf Station zu behalten? Hatte ich zu sehr auf meinen Instinkt vertraut?

Immerhin: Es ging Frau X vorher besser. So geht es aber nicht wenigen Suizidalen genau dann, wenn sie einmal den Entschluss zur Selbsttötung gefasst haben, da sie sich dann erleichtert fühlen und niemand weiß, warum. Hatte ich mich also täuschen lassen?

Nach und nach tröpfelten zu meiner Erleichterung andere Informationen herein: Ursache war wohl ein sogenannter Raptus. So nennen wir einen plötzlich innerhalb von Minuten auftretenden Erregungszustand, verbunden mit dem Entschluss, sich das Leben zu nehmen, und zwar ohne vorherige Planung. Sie war wohl wirklich bei der Freundin gewesen, die keinen Verdacht schöpfte. Auf dem Nachhauseweg war sie zu dem Hochhaus gefahren und hinuntergesprungen. Irgendetwas, das sich nicht mehr nachvollziehen ließ, muss im Laufe des Wochenendes oder aber im Gespräch mit der Freundin passiert sein, dass diesen Erregungszustand auslöste.

Frau X war aber trotzdem tot, etwas Endgültiges, nicht mehr rückgängig zu Machendes war unter meiner Verantwortung geschehen. Ich schlief tagelang unruhig, suchte das Gespräch mit dem Klinikpfarrer, dem Stationsteam (die Mitarbeiter stellten sich natürlich ähnliche Fragen wie ich mir; für sie musste ich trotz meiner Erschütterung stabil bleiben), dem Oberarzt, mit meiner Freundin, mit Freunden, speziell den ärztlichen.

Jeder versuchte umgekehrt auf seine Weise, mir zu helfen, mich zu trösten, zu beruhigen, aufzubauen, meine Selbstkritik zielführend zu lenken – ich spürte Solidarität. Das war auch bitter nötig, denn ich musste mich auch noch den – zu Recht – bohrenden Fragen der Angehörigen stellen. Auch wurde der Fall korrekterweise in der Klinikkonferenz besprochen, um allen die Möglichkeit zu geben, sich und ihr Tun zu hinterfragen.

Besonders in Erinnerung blieb mir der hemdsärmelige Satz meines Freundes Lutz, selbst Arzt: »Jürgen, wo gehobelt wird, da fallen Späne.«

Und in der Tat: Wir Psychiater und Psychotherapeuten müssen uns fast täglich mit dem Thema Suizid auseinandersetzen. Durch unsere Arbeit retten wir so beinahe im Wochenrhythmus Leben (über die Jahre kommt da statistisch locker eine größere Gemeinde oder sogar Kleinstadt zusammen). Wir sind fehlbar, trotz aller Sorgfalt und aller Liebe zum Beruf. Wir können nicht hinter den Kopf gucken, können auch nicht in die Zukunft sehen. Wir können aber genau hinhören, mitfühlen, nachvollziehen, Hoffnung geben, unsere Erfahrungen und unser Wissen vergrößern und anwenden, aus unseren Fehlern lernen.

Jede Suizidalität lernen wir ernst zu nehmen, auch die anscheinend nur »vorgetäuschte.« Denn auch daraus kann sich ein ernsthafter Suizidversuch entwickeln. Jeder Patient, der eine entsprechende Krankheit/Störung aufweist, muss auch nach Freitodgedanken befragt werden.

Ich für mich habe bis heute trotz vieler erfolgreicher Behandlungen nie diesen Rest Unsicherheit und Ängstlichkeit verloren, wenn ich auf Suizidalität treffe. Und das ist auch gut so! Denn so vergesse ich fast nie, mich so lange mit einem Patienten zu beschäftigen, bis ich mir sicher bin, dass er sich nichts antut. Schaffe ich das nicht, so schicke ich ihn lieber ins Krankenhaus, als zu riskieren, wieder in dieses dunkle Loch zu fallen.

STATISTIK

Weltweit begingen im Jahr 2016 geschätzt 793.000 Personen Suizid, davon rund 10.000 in Deutschland. Insgesamt sind dies 10,5 Personen pro 100.000 Menschen. In Deutschland lag die Quote bei 13,6 Suiziden pro 100.000 bei den Männern und 4,8 Suiziden pro 100.000 bei den Frauen, also mit zusammen 9,2 pro 100000 deutlich niedriger als im Durchschnitt. Global liegt das Verhältnis von Männern zu Frauen bei etwa 1,8. Etwa 79 Prozent aller weltweiten Suizide werden in Ländern mit geringem oder mittlerem Einkommen vollzogen. Suizid war 2016 die zweithäufigste Todesursache der 15 bis 29-Jährigen.

Circa 1 Prozent aller Todesfälle gehen auf Suizide zurück. Im Laufe des vergangenen Jahrhunderts sind die Suizidzahlen auf das Vierfache angestiegen, haben sich aber seit Kriegsende wieder reduziert. Damit sterben jährlich mehr Menschen am Suizid als zusammengenommen an Verkehrsunfällen, Drogen oder durch Gewalttaten. Das Risiko steigt mit zunehmendem Alter. Besonders häufig sind Suizide bei Ärzten und Künstlern. Laut der Deutschen Gesellschaft für Suizidprävention (DGS) sind überdurchschnittlich oft Männer, Menschen im höheren und hohen Lebensalter, Menschen mit gleichgeschlechtlicher sexueller Orientierung und junge Frauen mit Migrationshintergrund betroffen.

90 Prozent aller Suizide stehen im Zusammenhang mit psychischen Erkrankungen und im Wesentlichen mit affektiven Störungen. Geschätzt wird, dass etwa 60 Prozent aller Suizide im Zusammenhang mit depressiven Störungen geschehen, aber auch mit Alkoholmissbrauchs- und Abhängigkeitserkrankungen.

Weitere Risikofaktoren sind Verlusterlebnisse aller Art und natürlich vorangegangene Suizidalität, die leider auch heute noch öfter zu einer Stigmatisierung führt.

Stress

Stress ist ein Modewort, das jeder benutzt, wie er es eben versteht. Wie erklärt die Medizin heute Stress und welche Zusammenhänge bestehen zu unseren psychischen Funktionen?

Zunächst ist Stress etwas Normales und Gesundes. So, wie wir körperliche Aktivität und Sport brauchen, um unsere Muskeln gesund und ausdauernd zu erhalten, so brauchen wir Stress, um uns wieder neu an die Umwelt anzupassen, um Neues lernen zu können. Nach Bewältigung unserer Aufgabe kehrt Ruhe und Zufriedenheit ein. Dies nennt man Eustress. Indem wir uns lösbaren Aufgaben stellen, sorgen wir dafür, dass wir Eustress erleben; wir kontrollieren den Stress. Tun wir dies wiederholt im selben Bereich, verfestigt unser Gehirn nach und nach die notwendigen Nervenverbindungen – wir werden »sicherer«. Wenn wir bereits als Säuglinge überwiegend mit lösbaren Aufgaben beschäftigt wurden, zeigt dies bis in das Erwachsenenalter positive Effekte.

Als unangenehm empfundener Stress (Dysstress) macht uns ungeduldig, reizbar, wir essen hastig und zu viel. Wir verkürzen Pausen, betäuben uns eventuell mit Rauschmitteln, wollen mehrere Dinge gleichzeitig tun, es kommt zu Konflikten mit unserer Umwelt. Wir fühlen uns innerlich unruhig, nervös, unzufrieden, hilflos, haben Angst zu versagen, grübeln mehr, haben Konzentrationsstörungen. Im Tierversuch finden ins Wasser geworfene gestresste Ratten trotz vieler Versuche die rettende Insel nicht, die ungestresste Versuchstiere nach kurzen Übungen sicher erreichen.

Biologisch bedeutet Stress einen Zustand, der durch die Wirkung des Hormons Cortisol vermittelt wird. Dies wird bei entsprechenden Hirnsignalen aus der Rinde der Nebenniere (NNR), einer kleinen Drüse auf den Nieren, in unser Blut abgegeben. Gesteuert wird dies über das Hormon ACTH aus der ebenfalls kleinen Hypophyse (Hirnanhangdrüse) und dieses wiederum durch den Hypothalamus. Dieses System funktioniert ähnlich einer Zimmerheizung, die auf die Außentemperatur reagiert. Man nennt es entsprechend Hypothalamus-Hypophysen-Nebennierenrinden (HHN)-System. Es ist für alle höheren Lebewesen äußerst wichtig zum Überleben in einer manchmal feindlichen Umwelt.

Im Mark dieser Drüse, also direkt »nebenan«, schlummern die Hormone Adrenalin und Noradrenalin, die für die Flucht/Angriffsreaktion zuständig sind. Unter deren Einfluss rennen wir zurück zum Bürgersteig, wenn plötzlich ein Wagen um die Ecke rast, oder treten nach einer frechen Katze, je nachdem, ob wir meinen, die jeweilige Situation durch Flucht oder Angriff bewältigen zu können.

Außerdem reagiert das vegetative Nervensystem. Dies besteht, grob gesagt, aus dem »Parasympathikus«, der uns »runterfährt«, und dem »Sympathikus«, der uns hochfährt. Im Stress dominiert der Sympathikus. Dadurch schwitzen wir mehr, Muskeln und Leber arbeiten besser, Nieren, Speichelfluss und Genitalien schlechter. Cortisol ist nun in der Lage, uns aufmerksam und vorsichtig zu machen. Wir nehmen Geräusche besser wahr, konzentrieren uns auf unsere Aufgabe, interpretieren Reize schneller als gefährlich (unsere Vorfahren schlichen vorsichtig durch das Steppengras und liefen nicht etwa fröhlich pfeifend dem Säbelzahntiger in die Fänge).

Psychologisch gesehen bedeutet Stress die Antwort auf eine Anforderung, von der wir glauben, ihr möglicherweise nicht gewachsen zu sein, entweder durch den Stressor (Reiz) selbst (beispielsweise starker Zeitdruck; Gefahr, bei Unpünktlichkeit Geld zu verlieren) oder durch unsere Einschätzung des Stressors (»Wenn ich unpünktlich komme, werde ich bestimmt abgelehnt; das ertrage ich kaum«).

Stressoren gibt es viele; sie sind für alle Menschen (Krankheit, Unfall, Geldnot, »sozialer Stress«, wie Trennung, Gruppendruck, Isolation etc.) oder nur individuell bedeutend. Kleine tägliche Misserfolge (beispielsweise ist gerade unser Lieblingsshampoo ausverkauft oder wir haben ein Knöllchen bekommen etc., sogenannte »daily hassles«), können sich in bestimmten Situationen zu Stressoren aufsummieren.

Das heißt auch, dass Stress einiges mit der eigenen Geschichte zu tun hat. Corinna Merz, Stressforscherin an der Uni Zürich, meint, dass es stressanfälligere »innere Konstrukte« gibt. So können unbewusste unrealistische Erwartungen bereits kleine Belastungen zu Stressauslösern machen. Als Beispiel nennt sie Menschen, die erwarten, dass alle anderen sie mögen müssen oder die immer besser sein wollen als andere oder zum Beispiel alles glauben, im Griff haben zu müssen, keine Fehler machen zu dürfen.

In die psychiatrische Praxis kommen oft Menschen, die Schwierigkeiten mit ihrer Stressantwort haben. So führt Stress dazu, dass wir viel schneller in Panik geraten, als wenn wir uns entspannt fühlen. Wirkt Stress schon länger auf bestimmte Menschen ein, genügt oft schon ein kleiner Reiz (z. B. im Aufzug stehen, Enge spüren), um eine Panikattacke auszulösen. Plötzlich einschießende starke (Todes-)Angst mit Symptomen wie Herzrasen, Schwitzen, extrem ängstlichen Gedanken, Zittern und Fluchtgedanken prägen meist für Minuten (selten länger) das Bild.

Bei Depressionen scheint das HHN-System (siehe oben) genetisch bedingt gestört zu sein. Hierbei löst dauerhafter Dysstress zusammen mit genetisch veränderten Stoffwechselprozessen eine depressive Phase aus. In der Depression selbst führen jeder Stress und jede Belastung zu einer oft tagelangen weiteren Verschlechterung. Man kann nicht mehr arbeiten. Angst und Stressunverträglichkeit können den Betroffenen besonders plagen. Menschen, die unter dauerhaftem Stress stehen, können sich in ihrem Wesen verändern, sich zurückziehen, ängstlicher oder misstrauischer werden, reizbarer; das Gefühlsleben stumpft ab (beispielsweise bei traumatisierten Menschen).

Im Tierversuch sterben im Kampf unterlegene Tiere, wenn man sie mit dem Sieger im Käfig zusammenlässt, vor dauernder Angst. Bei Menschen kann es zur Verminderung der Fruchtbarkeit und zu Verlust von sexuellem Verlangen bei beiden Geschlechtern kommen; man wird anfälliger für Infektionen, der Blutdruck schwankt bedenklich. Magenerkrankungen können sich verschlechtern. Vermehrter Stress führt auch zu mehr Plaques in hirnversorgenden Blutgefäßen, was die Gefahr von Hirninfarkten und -embolien (Gefäßverstopfungen) erhöht. Außerdem verhalten sich dauerhaft gestresste Menschen manchmal gesundheitlich unvernünftig, rauchen, trinken vermehrt Alkohol, essen übermäßig und fettig. Dies führt unter anderem zu mehr Bauchfett (durch mehr Andockstellen für Cortisol), dem nächsten Risikofaktor für Folgekrankheiten.

Ein an Schizophrenie erkrankter Mensch (siehe Kapitel »Schizophrenien«) sollte verstehen lernen, dass er unter Stress wieder mehr Symptome (Schlafstörungen, Wahn, Unruhe, Stimmenhören) entwickelt. Man vermutet, dass Cortisol die Symptome im Gehirn wie ein Dominostein anstößt (Kaskade).

Essstörungen wie Anorexie oder Bulimie verstärken sich unter Stress, ebenso wie die Zwangshandlungen (beispielsweise ordnen müssen) oder -gedanken (»ich muss immer bis vier zählen, sonst passiert etwas«) mancher Menschen. Dauerhafter Stress wirkt wie Depression schädigend auf den Hippocampus (»Seepferdchen«) ein. Diese Hirnstruktur beherbergt bedeutende

Teile unseres Gedächtnisapparates und hat wichtigste Funktionen für unser Lernverhalten. Je länger der Stress dauert, desto mehr Zellen gehen dort unter; der Hippocampus wird kleiner. So vermutet man, dass dauerhafter Stress auch zur Entwicklung einer Demenz (beispielsweise Alzheimer) beitragen kann. Diese beginnt oft mit einem Zelluntergang im Hippocampus.

Durch Rauchen reduzieren sich dort die Andockstellen (Rezeptoren) für wichtige Signalstoffe; Rauchen schadet also dem Gedächtnis dauerhaft, obwohl sich der Raucher kurzfristig aufmerksamer fühlt.

Sport fördert das Nervenzellwachstum im Hippocampus und damit wohl die Gedächtnisleistung; zu viel des Guten (wie Untersuchungen an älteren Marathonläufern zeigen) führt aber zu einer messbaren Verschlechterung der Gedächtnisleistung durch dauerhaft erhöhtes Cortisol. Stress verzögert auch die Wundheilung.

In unserem Alltag sind gesunde Ernährung, Sport und Ruhe/Erholung sowie regelmäßiger Schlaf gut gegen Stress wirksam, aber auch viele Einzelmaßnahmen wie Meditation, Yoga, »Waldbaden« (neue japanische Untersuchung).

Liegt eine psychiatrische Erkrankung oder Störung vor, so sind je nach aktuellem Zustand tiefenpsychologisch orientierte Gesprächstherapien und/oder verhaltenstherapeutische Stressbewältigungsprogramme sinnvoll. Dies setzt voraus, dass andere Krankheiten und Störungen (Depressionen, Angst- und Panikstörungen, Schizophrenie) abgeklungen oder zumindest gemildert wurden. Andernfalls könnten sich diese paradoxerweise sogar verschlimmern.

Warum? Die obigen Psychotherapien sind anspruchsvoll und anstrengend, vor allem in den Händen Unerfahrener. Setzt man sie zum falschen Zeitpunkt (meist zu früh) ein, erzeugen sie selbst Stress und reduzieren ihn nicht. Auch die Langzeitgabe vieler Antidepressiva hat positive Begleiteffekte auf chronischen Stress.

Burn-out

WENN STRESS KRANK MACHT

Burn-out kommt aus dem Englischen und heißt »ausgebrannt sein«. Der Begriff wurde 1973 vom Psychoanalytiker Herbert Freudenberger eingeführt und bezeichnet heute eine »langdauernde Anpassungsstörung«, die phasenhaft zu Kraftlosigkeit, Resignation, Rückzug und mangelnder Lebensfreude führt.

ES KANN JEDEN TREFFEN (INTERVIEW)

Gerade in Zeiten der Wirtschaftskrise fürchten viele um den Erhalt ihres Arbeitsplatzes. Sie arbeiten engagiert, vergessen aber oft sich selbst. Herr Dr. Vieten, man hat das Gefühl, dass die Burn-out-Fälle zunehmen. Trügt das Gefühl oder ist was Wahres dran?

DR. JÜRGEN VIETEN: Es gibt bislang keine gesicherten Zahlen über Burn-out-Fälle. Das liegt auch daran, dass der Begriff wissenschaftlich nicht akzeptiert ist; dort spricht man von »langdauernden Anpassungsstörungen«. Neue Zahlen zur Krankheit »Depression« belegen aber, dass jeder sechste Mensch einmal im Leben eine schwere Depression bekommt. In Zukunft wird Depression die zweithäufigste Ursache für Krankheitstage werden. Es ist jedoch wichtig, zwischen der Depression und dem Burnout-Syndrom zu unterscheiden.

Worin liegt der Unterschied?

DR. JÜRGEN VIETEN: Im Gegensatz zur Depression ist das Burn-out-Syndrom keine Krankheit. Eine tiefe Depression ist ein biologisches Krankheitsbild, für das man eine genetische Anlage haben muss. Das ist bei Burn-out nicht der Fall. Sowohl für die Depression als auch für Burn-out ist ungesunder Dauerstress die Hauptursache. Burn-out meint jedoch eine phasenhaft verlaufende psychische Einengung, Rückzug und Resignation mit lange unveränderter, schließlich meist eher unzufriedener bedrückter Stimmung. In der Depression ist die Stimmung, wie der Name schon sagt, von Beginn an depressiv. Dies ist aber nur einer von mehreren Unterschieden.

Was sind die Symptome von Burn-out?

DR. JÜRGEN VIETEN: Der Betroffene klagt über Konzentrationsbeschwerden, leichtere Schlafstörungen, ist erschöpft. Seine Emotionen lassen nach, er lacht weniger, fühlt sich überfordert, wird aggressiver, gereizter, stumpft schließlich gefühlsmäßig ab, zieht sich zurück und verliert immer mehr Leistungskraft. Oft treten im Verlauf auch physische Beschwerden wie Kopfschmerzen, Magen- und Gelenkbeschwerden und erhöhte Infektanfälligkeit hinzu. Der Betroffene rennt dann vielleicht von Arzt zu Arzt.

Wer ist besonders gefährdet, einen Burn-out zu bekommen?

DR. JÜRGEN VIETEN: Es kann grundsätzlich jeden treffen. Besonders gefährdet sind jedoch Leute, die übermäßig engagiert und idealistisch ins Berufsleben starten, leider auch Angehörige sozialer Berufe, also wir »Helfende«. Man sagt: »Nur wer gebrannt hat, kann auch ausbrennen (burnout)«. Wer den überhöhten Anspruch hat, es besonders gut oder allen recht zu machen oder immer vorbildlich zu sein etc. – auch, um sein Ego aufzubessern –, läuft Gefahr, dass genau das

Gegenteil passiert. Die Freizeit wird weniger. Es zählt nur noch die berufliche Leistung, trotzdem bleibt die Anerkennung aus. Selbstbehandlungsversuche mit Alkohol, viel Kaffee, in manchen Berufen auch mit Kokain oder anderen Aufputschmitteln, sowie viel rauchen führen dann auch noch zu Suchtkrankheiten.

Sind wir momentan einem erhöhten beruflichen Druck ausgesetzt?

DR. JÜRGEN VIETEN: Seit Jahren wird über Leistungsdruck diskutiert. Wir stehen im Arbeitsleben alle unter Druck. Aber war das irgendwann mal anders? Allerdings begünstigt die Wirtschaftskrise Burn-out durchaus. Man fühlt sich trotz guter Leistungen verunsichert und verängstigt; manche reagieren mit weiterer Leistungssteigerung – ein Fass ohne Boden, ein Teufelskreis, an dessen Ende dann Burn-out oder auch die tiefe Depression warten können.

Wie kann Burn-out behandelt werden?

DR. JÜRGEN VIETEN: In frühen Stadien würde ich eine Kur empfehlen, um Abstand vom Alltag und dem Berufsleben zu gewinnen. Auch Sport und Wellness sind gut geeignet. Wenn man tiefer rutscht, sollte man in jedem Fall eine Psychotherapie machen. Dort lernt man, langfristig mit Stress umzugehen. Eine Therapie dauert etwa 1 Jahr.

Wie kann man Burn-out vorbeugen? Stress verringern?

DR. JÜRGEN VIETEN: Stress ist die normale biologische Antwort des Organismus auf Anforderungen – gleichgültig, ob von außen oder aus unserem Seelenleben. Wir unterscheiden Eustress von Dysstress, der erste ist sozusagen gut, der zweite schlecht. Der gute Stress ist eine Art innerer Motor, der uns hilft, unsere Aufgaben zu bewältigen, unsere Ziele zu verwirklichen. Wir sollten beispielsweise dafür sorgen, dass wir uns immer erreichbare Ziele setzen, keine utopischen. So behalten wir das Gefühl, unser Leben selbst zu steuern, zu beherrschen, uns nicht passiv und hilflos den Umständen hingeben zu müssen. Wir sollten ausreichend Sport betreiben, uns genussvoll und gesund, das heißt nicht zu fett- und zuckerreich, ernähren, genug Flüssigkeit trinken – Alkohol natürlich allenfalls in Maßen. Wir sollten unserem natürlichen Schlafbedürfnis nachgeben. Öfter die Nacht zum Tage zu machen, bekommt höchstens noch jungen Leuten und auch denen nicht wirklich. Man sollte sich ein soziales Netz schaffen (Familie, Freunde); dies beherzigen Frauen oft besser als Männer. Die Arbeitgeber können das Arbeitsklima beeinflussen: Lob, Anerkennung und das Achten auf die Bedürfnisse der Mitarbeiter sind genauso wichtig, wie Kritik und Leistungsvorgaben. Burn-out-gefährdete Menschen, denen Entlassung droht, sollten ihren Arbeitgebern klare Auskunft geben, damit sich diese schnell neu orientieren können. Schließlich empfehle ich allen, sich immer etwas Schönes vorzunehmen, sich auf irgendetwas zu freuen – egal, wie es gerade im Leben läuft. Ich beherzige dies selbst. Tue ich dieses mal nicht, geht es mir schnell psychisch etwas schlechter.

Posttraumatische Belastungsstörung

DIE WELLE IM KOPF

Eine Schreckensmeldung jagt in diesen Tagen die nächste: Am Rande des Indischen Ozeans hat sich eine apokalyptische Katastrophe ereignet, die uns alle tief bewegt. Unwillkürlich ertappt man sich bei dem Gedanken »Was wäre, wenn ...?«. Wenn man erleben müsste, wie die eigenen Kinder vom Meer verschluckt, Verwandte und Nachbarn erschlagen würden, man selbst Opfer eines grausamen Naturereignisses geworden wäre?

Wie reagieren Menschen aber, wenn das Unvorstellbare wirklich eintrifft? Es ist so, als ob für einige Momente der Computer (unser Gehirn) abstürzt. Ein großer Teil der Hirnregionen, die mit dem Sammeln, Bewerten und Speichern von Nachrichten beschäftigt sind, wird lahmgelegt. Gehirnbotenstoffe geraten durcheinander. Die Katastrophe findet im Gehirn ihr Abbild.

Danach versucht das Gehirn, wieder Ordnung zu schaffen, sich neu zu organisieren, neue Strukturen zu bilden, das Gelernte zu verarbeiten. Dies nennt man Posttraumatische Belastungsstörung (PTBS) (englisch: posttraumatic stress disorder, PTSD, so genannt wegen der gleichzeitigen starken Ausschwemmung von Stresshormonen); sie dauert in der Regel circa 3 Wochen.

Über alle Traumaarten gemittelt, erkranken etwa 10 Prozent aller von einem Trauma Betroffenen an einer PTBS. Die Lebenszeitprävalenz, das heißt die Wahrscheinlichkeit, im Laufe des Lebens eine Posttraumatische Belastungsstörung zu entwickeln, liegt weltweit bei etwa 8 Prozent.

Wie erleben wir eine PTBS?

Wir spüren heftige Gefühle, Stress, Angst und Panik, Kontrollverlust, sowie Ohnmacht, die rasch in Gefühlsstumpfheit umschlagen. Wir durchleben die Katastrophe immer wieder in klaren Bildern, »wie Kopfkino« (»Flashbacks« oder Reinszenierungen), dabei schwitzen wir, unser Herz rast, uns wird heiß und kalt, wir leiden unter »Hyperarousal«, das sich in vermehrter Anspannung mit Unruhe, Ein- und Durchschlafstörungen, Reizbarkeit, aggressivem Verhalten, Konzentrationsstörungen, übermäßiger Wachsamkeit, gesteigerter Schreckhaftigkeit und psychosomatischen Symptomen äußert. Wir empfinden unsere Umwelt als fern, haben Alpträume. Wir werden empfindlich für sogenannte Hinweisreize (Wahrnehmungen, die an das Erlebte erinnern, zum Beispiel das Lied, das lief, als die Welle die Strandbar überflutete). Später kann schon die CD-Hülle mit dem Lied die Reaktion wieder auslösen. Das Lied oder das CD-Cover nennen wir dann »Trigger«.

Medikamentös können Psychopharmaka kurzfristig etwas lindern. Therapeutisch müssen Sofortmaßnahmen von besonders geschultem Rettungspersonal erfolgen. Diese werden zuhören, neue Sicherheit vermitteln, bei der Befriedigung von Grundbedürfnissen (essen, trinken, schlafen), der Wiedergewinnung des Kontrollgefühls über sich selbst, sowie von Lebensrhythmus und Vertrauen helfen.

Gelingt dies nicht, so kann eine manchmal fatale Entwicklung einsetzen. Nach circa 3 Wochen beruhigt sich das Gehirn etwas, die Beschwerden bessern sich (Latenzphase: Circa ein halbes Jahr). Dann aber kann sich langsam eine »komplexe posttraumatische Belastungsstörung (ICD-11)« entwickeln, die den Menschen insgesamt betrifft. Er zieht sich zurück, fühlt sich dauernd angespannt, gleichzeitig leer, schnell bedroht und hoffnungslos. Die übrigen Gefühle haben an Intensität verloren; der Umwelt gegenüber wird er misstrauisch, ja feindlich, ist unzufrieden und fühlt sich unverstanden (was leider oft stimmt). Wenn die Betroffenen reden, dann oft direkt oder indirekt über ihr Trauma. Dieses Leiden kann bis zum Freitod führen, wie ich leider in meiner Praxis schon erfahren musste.

Auch ein großer Teil unseres Volkes hat während der Grauen des 2. Weltkrieges diese Störung entwickelt, ohne auf Behandlungsmöglichkeiten zurückgreifen zu können. Sie gaben ihre apokalyptischen Erfahrungen an die Generation der Babyboomer weiter. Obwohl diese in Frieden, Freiheit und Wohlstand aufwuchsen, entwickelten sie oft Ängste, Unsicherheiten und Befürchtungen (sogenannte psychische Vererbung), die den weithin bekannten Symptomen der Nachkommen von Opfern der Konzentrationslager und anderer Schreckensereignisse zum Verwechseln ähneln.

TIEFE WUNDEN OHNE BLUT

Der Patient muss immer wieder über ein für ihn unfassbares Ereignis nachgrübeln, seine Gedanken kreisen, bei Erschöpfung sogar noch mehr. Er hat Alpträume. Er möchte über das Ereignis berichten, dabei geht es ihm aber regelmäßig schlechter anstatt besser. Denkt er daran, dann erlebt er die unbegreiflichen Szenen noch einmal plastisch (»Kopfkino«, »Flashbacks«). Das Herz rast, er schwitzt und zittert. Hierbei handelt es sich um eine Form von Frühsymptom.

Andere wollen ihm helfen, hören zu, trösten, zeigen Verständnis. Aber es nützt nichts wirklich; er kommt nicht weiter. Irgendwann verliert man etwas die Geduld mit ihm, Freunde ziehen sich zurück, Familienmitglieder gehen ihm aus dem

Weg. Der Patient spürt Isolation; das macht ihm Angst. Er versucht, eine gute Miene aufzusetzen, seine Gedanken zu unterdrücken, wegzuschieben, seine Gefühle zu kontrollieren und zu beherrschen; er will die anderen ja nicht vertreiben, braucht sie mehr denn je. Er fühlt sich verwundet, hilflos, ratlos. Er reagiert viel misstrauischer als früher, sein Gefühlsleben verarmt, er kann kaum noch Nähe zulassen. Er leidet weiter unter einer »posttraumatischen Belastungsstörung (PTBS)«, die sich nach einer scheinbaren Besserung während einer sogenannten Latenzphase (circa 6 Monate) zu einer komplexen posttraumatischen Belastungsstörung zuspitzen kann.

Die PTBS kann also »einfach beziehungsweise klassisch« oder »komplex« sein. »Einfach beziehungsweise klassisch« bedeutet, es gab ein Ereignis (einen Unfall, eine Vergewaltigung, einen Angriff, neuerdings (ICD-11 (2022)) auch nur die Anwesenheit bei einem individuell schrecklichen Ereignis, zum Beispiel beim Einsatz von Rettungssanitätern, Soldaten etc.). Dies löst die oben beschriebenen Symptome aus. »Komplex« bedeutet grob längerfristige, eventuell sogar bleibende psychische Schäden.

Wenn schon in der Kindheit immer wieder schädigende Ereignisse auf das Opfer eingewirkt haben (fortgesetzter sexueller Missbrauch, körperliche Gewalt, dauernde Vernachlässigung), sind nach der Pubertät die Symptome einer »komplexen posttraumatischen Belastungsstörung« und einer sogenannten »Borderline-Persönlichkeitsstörung (siehe Kapitel »Persönlichkeitsstörungen/Borderline-Persönlichkeitsstörung«) schwer voneinander zu trennen.

Beide PTBS können meiner Erfahrung nach, als Sonderfall, auch nach mehreren hintereinander erfolgten Schädigungen entstehen, die einzeln nicht als Ursache ausreichten (wie ein Boxer, der erst nach zwei bis drei Wirkungstreffern hintereinander k. o. geht).

Was kann helfen?

Zum Glück gibt es inzwischen erfolgreiche psychotherapeutische Methoden. Wichtig ist, dem aktuellen Opfer sofort oder so früh wie möglich ein neues Sicherheitsgefühl zu ermöglichen und das Gefühl von Selbstkontrolle und Hoffnung zu vermitteln. Das geht über Techniken wie beispielsweise EMDR, einen »sicheren inneren Ort« finden, wiederholtes Berichten unter Entspannung etc., außerdem Stabilisierung der sozialen Situation.

Manche Länder, Vorbild USA, setzen viele und gerne Medikamente (Antidepressiva, Beruhigungsmittel, wie Benzodiazepine) ein. Deren grundsätzliche Wirkung erkenne ich nicht. Panik und extremer Stress haben bei PTBS unser »inneres Puzzle« zerstört. Wir brauchen Hilfe beim Zusammenfügen der Teile; das schaffen Medikamente nicht.

Darüber diskutierte ich lange mit einer befreundeten regional bekannten US-Psychiaterin. Diese beneidete Deutschland um die größere Verfügbarkeit psychologischer Psychotherapeuten, deren Arbeit an PTBS deutlich erfolgreicher ist als »Medikamente«. Manchmal können diese aber wenigstens vorübergehend lindern und die Wartezeit auf eine Psychotherapie überbrücken helfen. Verzichtet ein Betroffener auf professionelle Hilfe, verschlechtert sich meist die Lebensqualität weiter, bis hin zu Suizidgedanken.

Die mit der Borderline-Erkrankung vergesellschaftete komplexe PTBS muss längerfristig mit intensiven psychotherapeutischen Techniken, auch stationär, angegangen werden. Hier hat sich unter anderen die dialektisch-behaviorale Therapie nach M. Lineham bewährt. Dabei lernt der Patient beispielsweise mittels Skilltraining, mit seinen extremen inneren Spannungszuständen (neunfach höher als bei Gesunden, s. Kapitel »Persönlichkeitsstörungen/Borderline-Persönlichkeitsstörung«), Dissoziationen (er beamt sich – als Schutzreflex – aus scheinbar gefährlichen Situationen heraus), den Panikattacken und anderen quälenden Erlebnisweisen schrittweise besser umzugehen.

Frau Lineham hat diese Therapie in den 70ern entwickelt: Sie war selbst Betroffene, verletzte sich 17-jährig selbst. Anschließend wurde sie jahrelang falsch auf Schizophrenie behandelt und fand nirgendwo Heilung.

So beschloss sie, sich und anderen, vor allem suizidalen Borderlinern, selbst zu helfen, und entwickelte diese erfolgreiche Therapieform.

Manche Forscher haben schon für wesentlich geringere Beiträge zur Weltgesundheit den Medizin-Nobelpreis erhalten.

Mobbing

VERLETZT FÜRS LEBEN

Die junge Frau berichtet äußerlich ruhig von ihren Schulerfahrungen: »Sie warfen meine Schulhefte durch den Raum. Sie lachten über meine Frisur und meine Schuhe... sie zeigten mir die falschen Buchseiten zum Lernen, als ich wegen der Krankheit meiner Mutter drei Wochen fehlte... da habe ich die Klassenarbeit verhauen... sie lachten mich aus.Sie nannten mich »Brillenschlange«. Auf dem Nachhauseweg standen manchmal einige da und warteten schon darauf, mich umzustoßen«. Den Eltern habe sie nie etwas gesagt, um sie nicht zu beunruhigen. »Am schlimmsten war, als eine sagte: Du bist fett und hässlich, aus einem Affen macht man keinen Menschen mehr... Da wollte ich die Schule wechseln. Aber meine Mutter verlangte, das ich dableibe, so kurz vor dem Realschulabschluss«

Während ich bereits vom Zuhören traurig werde und einen Kloß im Hals habe, bleibt die junge Frau ruhig. Sie berichtet weiter, sie sei oft mit Bauchschmerzen in die Schule gegangen, habe sich vorher erbrechen müssen. Außerdem sei ihre Mutter sehr streng gewesen; sie habe immer anziehen müssen, was diese wollte. Man hatte auch nicht viel Geld, darum musste sie meist die Sachen der älteren Schwester tragen. Ihr Vater sei meist arbeiten gewesen; er habe sich nicht so interessiert.

Jetzt hat sie eine schwere Depression. Sie ist kraft- und energielos, unkonzentriert, die Stimmung ist gedrückt, ihr fehlen Antrieb und Interesse, sie lacht nicht mehr, hat Suizidgedanken.

Ausgelöst wurde dies durch massive Überlastung zu Hause und am Arbeitsplatz. Dort sitze sie in einem Großraumbüro und habe immer mehr Angst bekommen, hinzugehen. Man habe sie kritisiert, dass sie nicht an den betriebsinternen Aktivitäten teilnehme, sich zurückziehe und sich isoliere. Dann sei es zu Fehlern gekommen, man habe angefangen zu tuscheln und sich über sie lustig zu machen. Klar ist jetzt, dass ihre alten Wunden wieder aufgerissen sind und sie sich auch dadurch massiv unter Druck fühlt.

Mobbing bedeutet, dass eine Gruppe jemanden unausgesprochen (bei Kindern) oder mit Absicht (vielleicht in Betrieben) isoliert, von Informationen fernhält, ihm Hindernisse in den Weg legt, ihn zum Außenseiter und zum Gespött macht. Kinder, die das durchmachen müssen, werden oft jahrelang in ihrer Haltung zu Gruppen geprägt, sind unter Mitmenschen unsicher, teilweise ängstlich, misstrauisch, zurückhaltend. Dies führt nicht selten dazu, dass sie wieder Opfer werden – eine selbsterfüllende Prophezeiung. Allerdings wissen Erwachsene normalerweise dieses Verhalten richtig einzuschätzen und kümmern sich mit Mitgefühl um die Betroffenen (solange es nicht ihren Interessen zuwiderläuft).

Zum heute viel besprochenen beruflichen Mobbing: Die Gesellschaft bietet viele Möglichkeiten, vor allem über das Arbeitsrecht, diesem Abhilfe zu schaffen.

Bei Kindern läuft die Gruppenbildung instinktiv, biologisch gesteuert ab. Kinder, die nach Dominanz streben (Alpha-Position), müssen der Gruppe Opfer anbieten, damit alle ihre unangenehmen Gefühle und Aggressionen auf diese »abladen« können (Projektion) und nicht auf die dominierende Person richten. Die gemobbte Person ist dann das Opfer, das die Gruppe stabilisiert (OmegaPosition).

Im obigen Fall ist es typisch, dass die Opfer bereits in der Familie wenig Selbstbewusstsein erlangen dürfen, einem starken Anpassungsdruck oder vielleicht sogar Unterwerfung ausgesetzt sind. Vielleicht können sie auch zusätzlich finanziell und sportlich in der Gruppe nicht »mithalten«. »Kinder sind grausam«, so heißt es dann oft, und in unserem Fall ist es auch so. Noch grausamer ist, dass die gemobbte Person dies dann als »Urteil« über sich zu akzeptieren lernt. Sie oder er hat alles versucht, um den führenden Jungen oder Mädchen zu gefallen, irgendwie klarzukommen, hat jede Grenzübertretung der »Mächtigen« zugelassen, sie dadurch vielleicht sogar ermutigt, sie immer mehr zu demütigen. Aber nichts hat geholfen. »Ich bin eben anders, man kann mich ja auch nicht mögen, ich mache immer alles falsch.« So etwas setzt sich dann im Kopf fest.

Charakteristisch ist auch, dass die Opfer sich nicht an ihre Eltern wenden können. Das hat verschiedene Gründe. Meist wollen sie selbst mit ihren Problemen klarkommen und Kinder wissen, dass die Täter noch gemeiner werden, wenn man »petzt«, sich Hilfe bei den »Großen« sucht. Tatsache ist aber, dass ein Kind, das Vertrauen zu seinen Eltern hat, dies zumindest irgendwann doch erzählt (allerdings werden solche Kinder meist auch nicht Opfer).

In unserem Fall hier bestand das Vertrauen – wie leider oft – aus guten Gründen nicht.

WAS MUSS ICH TUN, WENN MEIN KIND BETROFFEN IST?

Na, zunächst einmal muss ich mich fragen, warum mein Kind mir das so spät (oder gar nicht, wenn ich es durch die Lehrperson erfahre) mitgeteilt hat. Was kann ich als Elternteil besser machen, um das Vertrauen meines Kindes zu mir zu stärken?

Dann muss ich leider auch der Gruppe der Mobber entgegenkommen, das heißt, wenn man sich beispielsweise über Kleidung, Aussehen, Accessoires, Make-up oder anderes lustig macht, dann muss ich mein Kind rasch dem Modezwang der Gruppe anpassen, es »cool« machen. Geht es um sportliche/körperliche Schwächen, dann sollte ich es beispielsweise beim Judo oder Karate anmelden, mit ihm Fußball spielen gehen oder anderes. Ist mein Kind als »Streber« verschrien, dann muss ich dies mit dem Lehrer thematisieren. Lehrer müssen für dieses Thema sensibel sein, denn in jeder Klasse kommt es zwingend zu Gruppenbildungen. Nicht die Gruppe allgemein ist das Problem, sondern inwieweit sie Opfer braucht, um sich zu stabilisieren.

Eltern müssen Aufmerksamkeit und Schutz einfordern, ohne aber machtvoll in die Klasse hineinzuwirken, da dies, wie schon gesagt, eher negativ auf ihr Kind zurückfallen würde. Sie müssen überprüfen, was die »Streberposition« noch verstärkt (beispielsweise Zusatzleistungen, besondere Referate) und wo der Beweggrund für das Kind liegt. Auch gehört unser eigener Ehrgeiz bezüglich der Schulleistungen auf den Prüfstand gestellt.

Weiterhin sollte ich mich in der Elternschaft der Klasse engagieren (vielleicht sogar die ungeliebte Klassenpflegschaft übernehmen). Im geringsten Fall komme ich so schneller an Informationen, im besten kann ich sogar einen gewissen Schutzraum aufbauen.

Sollte es mir dann nicht in relativ kurzer Zeit gelingen, das Kind aus der »Omega-Position« herauszuholen, sollte es die Schule wechseln. In der nächsten Schule sollte ich es aufmerksam unterstützen. Ansonsten wird sich diese bittere Erfahrung tief und traumatisierend verfestigen.

Interessanterweise erlebe ich in meiner Praxis immer wieder auch Menschen, die sich kritisch und verschwörungstheoretisch/misstrauisch gegenüber gesellschaftlichen Anforderungen äußern (beispielsweise die »Corona-Krise«, 2020). Frage ich weiter nach, dann treffe ich häufig auf Mobbingerfahrungen in der Kindheit oder Jugend, die ein generelles Misstrauen gegenüber allen Gruppenprozessen und -anforderungen ausgelöst haben.

Persönlichkeitsstörungen

Da sich viel Geheimnisvolles, Missverständnisse oder Vorurteile um das Thema ranken, möchte ich zu Beginn einiges klarstellen: Der Begriff »Persönlichkeitsstörung« soll ein Verhaltensmuster beschreiben, an dem der Mensch selbst, oder er und seine Umwelt leidet. Der Begriff dient einer raschen Verständigung von Psychiatern untereinander und ist nicht als Kampfbegriff in zwischenmenschlichen Beziehungen gedacht. Der Begriff hat den Vorteil, dass ich extrem zusammengefasst schon vieles über einen Patienten weiß. So kann ich mich rasch und zielgerichteter den meist wichtigeren Symptomen zuwenden und kann schneller therapeutische Ratschläge geben. Natürlich fordert die Sorgfalt, das ich dabei die Einschätzung der Kollegen kritisch überprüfe.

Man unterscheidet zunächst zwischen Trait- und State-Merkmalen. Trait-Merkmale sind überdauernd, kommen für die Persönlichkeitsdiagnose damit in Frage. State-Merkmale bestehen nur in der Störungs-/Erkrankungssituation. Trait-Merkmale kann man dabei auch grob als »Eigenschaften« verstehen. Es ist auch daher sehr wichtig, diese am besten bereits im Erstkontakt mit zu erfassen, da sie sich in vielen Krankheits- und Störungsbildern verstärken, »zuspitzen«. So werden beispielsweise während einer Depression ängstliche Menschen noch ängstlicher, Misstrauische noch misstrauischer, Unsichere noch unsicherer und so weiter.

Es gibt aber, außerhalb des wertvollen Erfahrungswissens der PsychiaterInnen und PsychologInnen, keine relevanten objektiven Befunde (beispielsweise Blutwerte, technische

Verfahren, psychologische Tests, Vererbung), die die Existenz einer Persönlichkeitsstörung beweisen würden.

Der Begriff sollte unbedingt wertfrei und neutral benutzt werden. Bereits früher hat der Alltag ursprünglich gut gemeinte Begriffe entwertet (beispielsweise »Psychopath«, »Hysteriker«, »Neurotiker«, »Soziopath« usw.). Die Menschen fingen an, sich gegenseitig damit zu beschimpfen. Mit diesen Wörtern konnte also kein verantwortungsbewusster Arzt mehr weiter arbeiten. Die modernen Klassifikationssysteme (ICD der WHO, Diagnostical statistic manual of diseases der Amerikaner ‚«DSM«)) haben sich über die Jahre entsprechend weiterentwickelt und verstärkt auf die begrenzte Aussagekraft der Bezeichnungen hingewiesen.

Leider werden »Persönlichkeitsstörungen« auch im politischen Kontext missbraucht. Forscher dienen sich Herrschenden an, indem sie Begriffe autorisieren, die den Herrschenden ihre Herrschaft erleichtern und diese zementieren. Das geschieht vor allem in Diktaturen. Die Inquisition verbrannte »Hexen«, Kommunisten steckten »soziale Schädlinge« in Lager oder »vernichteten« sie, Nazis ermordeten »Volksschädlinge« oder »Minderwertige« und so weiter. Dadurch entstand ein sehr negatives Bild, ja bis zur Angst vor betroffen sein.

Aber auch Demokratien sind nicht frei von diesen stigmatisierenden und gefährlichen Verkürzungen. So wird beispielsweise D. Trump überall im meist liberalen Umfeld nur »Narzisst« genannt, was ihn herabsetzen soll. Sicherlich verhält er sich, zumindest in der öffentlichen Wahrnehmung, auch so. Allerdings bringt das nichts, wenn man seine politischen Erfolge und Fehler realistisch bewerten möchte.

Dies ist umso bemerkenswerter, als das gleiche liberale Umfeld ansonsten - zu Recht - in allen staatlichen Bereichen wertfreie Sprache fordert. Hier steht die liberale Mehrheitsgesellschaft im Verdacht (»woke«), selber - über die von ihr kontrollierten Medien- sprach-«polizeilich« und ausgrenzend tätig zu sein. Da wird ein faszinierender Widerspruch zu ihrem eigenen liberalen Anspruch auf völlige Gleichheit und Integration Aller erkennbar.

Aktuell kann eine funktionierende Gesellschaft nicht auf Beschreibungen, Einteilungen und Wertungen verzichten. Dies gilt auch für die Trennung zwischen »psychisch gesund«, »psychisch krank« sowie die dazwischen liegenden Übergänge. Ohne sie wäre heute noch keine Forschung, Entwicklung, Besserung, Heilung denkbar.

Auch wir alle haben sicher schon Verhaltensmuster anderer kritisiert, eventuell angegriffen. Hinterher rechtfertigen wir uns mit Sprüchen wie »Sei nicht so empfindlich«, »Man wird doch noch einen Witz machen dürfen«, »Ich meine es ja nur gut mit dir«. Auch wir Experten und Expertinnen sind selbstverständlich – hoffentlich nur außerhalb unserer Tätigkeit – nicht frei davon.

Zusammengefasst heißt das: Persönlichkeitsstörungen haben überwiegend nichts mit Krankheiten zu tun. PsychiaterInnen und PsychologInnen benötigen diese Begriffe, um komplexe Verhaltenszusammenhänge neutral kurz und bündig zu beschreiben. Im Alltag benutzen wir Menschen diese Begriffe in Auseinandersetzungen , entwerten sie dadurch . Das reduziert umgekehrt deren Nutzen für die Fachleute, da sich Patienten dann vielleicht »zu Unrecht« so »klassifiziert« fühlen.

Aktuell versucht hier die neue ICD-11 (2022),weitere Verbesserung zu erreichen, indem sie ganz auf »Persönlichkeitsstörungen« verzichtet. Man untersucht stattdessen nur die Stärke einzelner oder kombinierter Verhaltens- beziehungsweise Erlebnismuster und beschreibt diese neutral. Mit Sicherheit werden aber die Begrifflichkeiten noch lange nebeneinander existieren, so dass es sinnvoll erscheint, sie hier zu beschreiben.

Es bleibt also interessant im Spannungsfeld zwischen begrifflicher Eingrenzung und Entgrenzung.

HISTRIONIE (FRÜHER HYSTERIE)

»Hilfe, ich stehe nicht im Mittelpunkt!«

Heute Abend ist die Party! Ich freue mich schon so lange darauf. Nach stundenlangem Probieren habe ich das passende Outfit endlich bei Zalando gefunden; das war sooo anstrengend. Manchmal war ich verzweifelt, dachte, ich finde nie etwas, das mir gut steht. Aber ich will doch heute Abend so schön sein und alle beeindrucken – ich möchte im Mittelpunkt stehen! Sicherheitshalber habe ich im Spiegel noch mal mein Lachen kontrolliert, damit niemand meine kleine Zahnlücke hinten wahrnehmen kann. Ich weiß, dass auch Karaoke gesungen wird; da habe ich extra den tollsten Song, den ich so liebe, trainiert, das wird die Freunde faszinieren.

Dann, abends auf der Party: Ich versuche, schon bei der Begrüßung zu strahlen. Hat das funktioniert? Ich glaube, unser Gastgeber war kurz entzückt von mir. Da hinten sitzt Annette. Was hat die heute wieder an? Das sieht aber etwas unvorteilhaft aus, in was sie sich da reingezwängt hat. Ich trinke ein bisschen, muss aufpassen, ich vertrage ja nicht viel. Schon spricht mich Gregor an, ha, scheint meine Anziehungskraft zu spüren; es beginnt gut. Ich verstehe nicht viel von dem, was er sagt, nutze aber die Gelegenheit, mein Lächeln in alle Richtungen auszuprobieren. Langsam versammeln sich mehrere Menschen um mich – herrlich, es wirkt, ich kann nun selbst erzählen, sie kleben an meinen Lippen, ich fühle mich gut. Vorsicht, nicht zu viel trinken. Ha, Annette sitzt da mit ihrem langweiligen Freund, wie sie mich beneidet.

Aber Thomas hat sich woanders hingestellt, wieso? Mist, der ist nett, ich bin bestimmt zu unattraktiv für ihn. Plötzlich bin ich traurig. Aber ich lasse mir nichts anmerken, versuche noch mehr zu lächeln. Schnell tanzen gehen, ich ziehe gleich mehrere mit auf die Tanzfläche, irgendjemand muss ja hier für Stimmung sorgen. Sie blicken alle zu mir, mal heimlich, mal direkt – es ist wunderbar. Nachher, beim Karaoke, zeige ich allen alles, meine ganze Liebe und mein Talent; ich muss irgendwie ans Mikrofon kommen. Aber Vorsicht, dass ich nicht die Gastgeberin brüskiere, man muss auch gönnen können.

So oder ähnlich könnte der Gedankengang eines histrionischen Menschen ablaufen. Er hat das fast zwanghafte Bedürfnis nach Aufmerksamkeit, genießt es, im Mittelpunkt zu stehen. Das führt oft zunächst zur Annahme, dass derjenige »leicht zu haben« sei, was sich aber schnell als Missverständnis herausstellt. Histrioniker ziehen nur alle Register, um eben Aufmerksamkeit zu bekommen. Nach meiner Erfahrung sind diese Menschen oft treu in Beziehungen, die ihnen Halt geben und Aufmerksamkeit schenken; sie hatten oft überraschend wenige Sexualpartner.

Ein wunderbarer Einstieg in die Problematik bildet für mich das Lied des Duos »Rosenstolz«: »Königin der Nacht«. Hier klingt das histrionische Innenleben perfekt heraus.

Nach F. Riemann ist die Grundangst des Histrionikers die »Angst vor der Notwendigkeit«, vor dem Stillstand: Der (histrionische) hysterische Mensch ist immer bereit, sich zu wandeln, Veränderungen und Entwicklung zu bejahen, Vertrautes aufzugeben und alles nur als einen Durchgang zu erleben. Das Neue hat für ihn einen unwiderstehlichen Reiz, das Unbekannte zieht ihn magisch an. Damit verbunden ist die Angst vor Ordnung, Notwendigkeiten, Regeln und Festlegungen. Sein Freiheitsdrang schlägt um in die Angst vor dem Tod als Erstarrung.

Das Störungsbild ist gekennzeichnet durch eine übertriebene schwankende Gefühlswelt und ein übermäßiges Bedürfnis nach Aufmerksamkeit, Wichtigkeit, Bestätigung, sowie Solidarität und Verlässlichkeit. Weitere Merkmale sind Selbstbezogenheit (Motive, Wahrnehmung, Denken, Handeln), leichte Verletzbarkeit der Gefühle und manipulatives Verhalten.

Fallschilderungen beschreiben die (trotz häufig theatralischer Schilderung oder Darstellung) oberflächlich anmutende Präsentation von Gefühlen im Kontakt, verbunden mit unerwarteten und spontanen Wechseln, die für Gesprächspartner nur schwer nachvollziehbar sind und zudem mit einer geringen Spannungs- und Frustrationstoleranz einhergehen, die auf direkte Bedürfnisbefriedigung ausgerichtet ist. »Bereits geringfügige Anlässe führen zu extremen Gefühlsveränderungen, die ihrerseits eine Veränderung im Erleben, Urteilen und Handeln anderer in der Situation mitbewirken«.

Die psychoanalytische Theorie nimmt an, dass ein Liebesentzug oder ein realer früher Verlust der Mutter zu einer Hinwendung der Tochter zum Vater führt, den die Tochter mit allen Mitteln für sich einzunehmen versucht, um einen weiteren Liebesverlust zu verhindern. Dazu setzt sie ein weiblich verführerisches Verhalten ein, das – wenn es beim Vater ein Echo hervorruft – weiterhin zur Sicherung von Zuwendung eingesetzt wird.

Gerne reden die Betroffenen so lange über ihre Probleme, bis andere meinen, diese lösen zu müssen, da der betroffene Mensch dies alleine nicht kann (Externalisierung). Dazu trägt auch deren Suggestibilität bei, das heißt, ein solcher Mensch übernimmt leicht die Meinung anderer. Dies führt bei anderen zu dem angenehmen Gefühl, den oder diejenige kontrollieren zu können, von der Person bewundert zu werden etc. Um diese Gefühle weiter haben zu dürfen, unternimmt derjenige nun Anstrengungen, die Probleme des Histrionikers mitzubewältigen. Er ist ihm in die – natürlich meist unbewusst aufgestellte – Falle gegangen.

Bei uns im Rheinland sagt man: »Der oder die macht die Welle…«

Kognitiv-behaviorale Autoren sehen die Verstärkung »Aufmerksamkeit suchendes Verhalten« und elterliche Rollenmodelle als vererbte Faktoren an, die die Entwicklung eines selbstbewussten Lebens verhindern, was sich später so äußert: »Ich bin unzulänglich und unfähig, das Leben auf eigene Faust zu bewältigen« und »Es ist notwendig, geliebt zu werden (von allen Leuten zu jeder Zeit)«.

Histrionische Merkmale im klinisch nicht auffälligen Bereich stehen in Verbindung mit Kreativität. So haben Personen mit histrionischer Tendenz eine bessere Fähigkeit zu »divergentem Denken«, das bedeutet, sich offen, unsystematisch und experimentierfreudig mit einem Thema oder Problem zu beschäftigen, wobei das divergente Denken das Gegenstück zum konvergenten Denken darstellt.

Als Diagnoseinstrument kann neben gründlicher Anamnese und strukturiertem Interview das Hypochondrie- Hysterie-Inventar (HHI) eingesetzt werden. Damit können Besonderheiten im Umgang mit anderen wie Extrovertiertheit, Ungezwungenheit und Kontaktfreudigkeit beziehungsweise in Stresssituationen Schuldabwehr, Selbstmitleid oder aggressives Verhalten aufgezeigt werden. Jetzt gerade (Prävalenz) zeigen in der Allgemeinbevölkerung circa 2–3 Prozent der Menschen diese Auffälligkeiten; bei psychiatrischen Patienten finden sich 4,3–7,1 Prozent. Noch höhere Zahlen kann ich aus meiner Praxis nicht bestätigen.

Trotzdem zeigt dies, dass sich Patienten mit histrionischer Persönlichkeitsstörung relativ häufig in Behandlung begeben, allerdings meist nicht aufgrund ihrer Persönlichkeitszüge, sondern wegen depressivem oder »dissoziativem« Verhalten. Das bedeutet, sie erleben körperlich unerklärliche Erinnerungslücken, Anfälle, Lähmungen, Stimmversagen oder

Ähnliches – insbesondere dann, wenn es ihnen nicht mehr gelingt, durch extrovertiertes und verführerisches Verhalten Aufmerksamkeit, Anerkennung und Zuwendung zu erhalten.

In manchen Fällen besteht gleichzeitig eine Depression oder eine Angststörung. Außerdem kommt die Störung zusammen mit einer narzisstischen oder einer Borderline-Persönlichkeitsstörung vor. Es ist wichtig, in der Therapie einen Mittelweg zu finden, bei dem sowohl das Bedürfnis nach Unterstützung und Bindung als auch das Bedürfnis nach Selbstkontrolle und Autonomie unterstützt wird.

ÄNGSTLICH-VERMEIDENDE PERSÖNLICHKEITSSTÖRUNG

Angst essen Seele auf

Ob ich es heute schaffe, den Kunden zu gewinnen?

Ich muss jetzt los, damit ich rechtzeitig bin. Natürlich habe ich noch eine Stunde mehr eingeplant, ich komme bestimmt in einen Stau. Meine Frau hat sich kaum von mir verabschiedet, sie ist so sehr mit den Kindern beschäftigt. Lange erträgt sie mich bestimmt nicht mehr. Wer will schon einen solchen Lappen wie mich? Dauernd diese Angst … Von den Freunden höre ich schon lange nichts mehr, die sind erfolgreich, selbstbewusst, die wollen bestimmt nichts mehr von mir wissen. Jetzt muss ich mich aber sputen. Der Kunde ist sehr anspruchsvoll, stellt ständig neue Forderungen. Seit Wochen arbeite ich an dem Auftrag, fast Tag und Nacht, bin dauernd angespannt. Wird es funktionieren, wird es ein Desaster? Irgendwie muss ich es hinbekommen. Aber sicher ist wieder etwas nicht in Ordnung. Ich bin nicht geeignet für den Beruf, aber die Kinder sollen es besser haben, ich muss durchhalten. Hätte ich meine Frau nicht, wäre ich verloren. Sie nimmt mir so viel ab; manchmal denke ich, ich bin abhängig von ihr geworden, kann ohne sie nichts bewältigen.

Hier auf der Autobahn geht es eigentlich heute ganz gut. Ich liege sehr gut in der Zeit, wenn mir jetzt nicht noch einer reinfährt. Oje, da vorne der Lkw, an dem komme ich bestimmt nicht vorbei, der kann zur Seite ziehen, dann ist alles hin, aber hinter ihm zu bleiben, ist wegen des Kunden auch keine Option. Mir bricht der Schweiß aus, fast wie vor drei Wochen. Da musste ich wahrhaftig auf den Seitenstreifen, mit Atemnot und Herzrasen, ich dachte, ich muss sterben. Meine Frau war ganz besorgt und sagte: Du hattest eine Panikattacke.

Die ängstlich-vermeidende Persönlichkeitsstörung (ÄVPS) ist eine psychische Störung. Sie ist gekennzeichnet durch Gefühle von Anspannung und Besorgtheit, Unsicherheit und Minderwertigkeit. Sie tritt bei circa 2,5 Prozent der Bevölkerung auf.

Der Mensch kann sich nicht entscheiden, ob er gebunden oder aber unabhängig sein möchte (Konflikt zwischen Bindungssehnsucht und Bindungsangst). Er empfindet Bindung als Abhängigkeit und Schwäche; Ungebundenheit bereitet ihm aber Angst. Das hat zur Folge, dass er sich nur schwer auf eine intime Beziehung einlassen kann oder sie aufgrund der ausgeprägten Angst vor Zurückweisung sogar ganz vermeidet.

Bei der Entstehung der ängstlich-vermeidenden Persönlichkeitsstörung spielen ein hohes physiologisches Erregungsniveau und eine ausgeprägte Schüchternheit eine zentrale Rolle. Außerdem wachsen Betroffene oft bei ängstlichen Eltern(-teilen) auf, die jede Kleinigkeit riskant finden und Unabhängigkeit vermeiden (ambivalent-ängstlicher Erziehungsstil). Schließlich kommt es zur zunehmenden Vermeidung von Kontakten, wodurch sich alles in einer Art Teufelskreis verschlechtert, da der ja oft positive, unterstützende Einfluss von Gruppen nicht angenommen werden kann.

Bei der Behandlung kommen unterschiedliche Therapieverfahren [a] zur Anwendung. Am besten wirksam scheint die

»kognitive Verhaltenstherapie« zu sein. Idealerweise sollte die Behandlung in einer Gruppe stattfinden.

Menschen mit stärkeren Ängsten entwickeln auch häufiger krankhafte Depressionen. Öfter findet sich zunächst eine zeitlich begrenzte Angststörung, sozusagen als Vorbote einer späteren Depression. Wird nun ein sehr ängstlicher Mensch schwer depressiv, ist dies für den behandelnden Arzt oder Ärztin besonders fordernd.

Der Patient neigt dann zu klammerndem Verhalten. Er fordert unentwegt Hilfe, auch schon an der Anmeldung oder im Wartezimmer, reagiert aber auf jeden entsprechenden Hilfsversuch mit neuen Ängsten und Abwehr.

Da sogar rasch wirkende angstlösende Medikamente aus Angst abgelehnt werden, bleibt dann oft nur die vorübergehende Einweisung in eine psychiatrische Klinik, was natürlich wiederum Angst auslöst. Der Arzt muss durch eine fortwährend beruhigende Haltung versuchen, den Patienten schrittweise an eine wirksame Therapie heranzuführen.

BORDERLINE-PERSÖNLICHKEITSSTÖRUNG

Die Borderline-Persönlichkeitsstörung wird in unseren aktuellen Diagnoserichtlinien (ICD-10/11, sowie DSM V) immer noch als »Persönlichkeitsstörung« geführt. Deshalb bespreche ich sie in diesem Kapitel. Meines Erachtens nach, müssten wir inzwischen aber von einer Borderline-**Krankheit** sprechen. Der Begriff »Krankheit« beschreibt viel besser die regelhaft auftretenden Schädigungen im Gehirn, die die Täter den Opfern zufügen.

Die Patienten wurden als Kinder fast alle Opfer entsetzlicher Untaten wie wiederholtem sexuellem Missbrauch, Gewalt oder Vernachlässigung. Erwachsene, die Kindern dies antun, begehen schwere Körper-(Hirn-)Verletzung, ohne dass dies für andere sichtbar ist. Die Politik versucht inzwischen, Wege zu finden, höhere Strafmaße auszusprechen. Man stelle sich vor, Eltern würden ihren Kindern über Jahre alle zwei Wochen einen Knochen brechen ... **das** könnte dann jeder sehen! Die Folgen der Misshandlungen und Vernachlässigungen, die zur Borderline-Persönlichkeitsstörung führen, sind mindestens ebenso grausam! Der Unterschied ist aber eben, dass die Folgen erst spät erkennbar werden und dann »nur« psychisch sind. Was für ein Hohn für die Opfer, wenn sie abermals unverstanden bleiben!

Es dürfte mit Erlaub aufgrund der speziellen Eltern-/Täter-Opfer-Beziehung keine Verjährung einsetzen. Zudem fordere nicht nur ich, dass die Krankenkassen die Möglichkeit bekommen, den Tätern die gesamten Behandlungskosten aufzuerlegen.

Borderline – was ist das eigentlich?

Manche Patienten schneiden sich in Arme und Beine, kratzen sich blutig, schlagen ihre Köpfe oder mit den Knöcheln ihrer Fäuste gegen Wände, vergiften sich gar mit Insulin.

Fast alle kämpfen mit Gefühlen wie Scham, Schuld, Ohnmacht und Selbstverachtung. Hört man ihnen zu und stellt die richtigen Fragen, stößt man schnell auf viele traumatisierende Kindheitserfahrungen (sexuelle Missbräuche, brutale Schläge, Misshandlungen, Vernachlässigungen, wie stundenlanges Alleinsein in der Wohnung). Diese Untaten begannen praktisch immer zwischen dem 3. und 6. Lebensjahr und erzeugten, womöglich zusammen mit Erbfaktoren, eine Borderline-Persönlichkeitsstörung (BPS).

Mit dem englischen Begriff borderline (Grenze) bezeichnen wir heute eine, meiner Meinung nach, **Krankheit** mit Störung der Affektregulation (negative Emotionalität), ungeschützter schneller Gefühlsantwort (emotionale Labilität), Ängstlichkeit, Panikattacken, extremen Spannungszuständen (9-fach! erhöhtes Spannungsgefühl gegenüber Gesunden, bereits in Ruhe, sehr schneller Anstieg und verzögerter Abbau der Spannung), einer oft schlecht nachvollziehbaren Depressivität, Selbstverletzungen und Freitodgedanken, sowie sehr geringem Selbstvertrauen. Hinzu tritt eine Störung der Impulskontrolle mit häufiger Eigen- und manchmal auch Fremdaggressivität. So reagieren Patienten häufiger aggressiv und unkontrolliert.

Diese Menschen empfinden Leeregefühle und eine Störung der Ich-Identität (»Wer bin ich eigentlich? Was bin ich?«), auch sexuell. Gedanklich driften sie aus belastenden Situationen regelrecht ab, sogar während man sich mit ihnen unterhält (Dissoziation). Ihre Beziehungen zu den Mitmenschen sind stark gestört. Dies rührt zum einen daher, dass sie ambivalent gegenüber Nähe sind, das heißt, sie sehnen sich nach ihr und haben gleichzeitig wegen ihrer katastrophalen Erfahrungen große Angst davor. Entsprechend nehmen sie oft sofort intensiven Kontakt auf, beispielsweise auch zu Ärzten, um Hilfe, Geborgenheit, Nähe und liebevolles Verständnis zu erhalten, um ihn dann genauso oft abrupt wieder abzubrechen.

Zum anderen passen sie sich extrem den Wünschen und Vorstellungen ihres Gegenübers an, unterwerfen sich sofort und unbemerkt. Dies führt dazu, dass verschiedene Gesprächspartner unterschiedliche Eindrücke gewinnen. Dadurch kommt es im Freundeskreis oder auch in Behandlerteams zum Streit, wie der Betroffene nun »wirklich« sei. So trugen sie sich unverdient den schlechten Ruf ein zu »spalten«.

Untersuchungen zeigen auch, dass die Patientinnen und Patienten bestimmte Aspekte der Umwelt verzerrt wahrnehmen. So interpretieren sie die Mimik ihres Gegenübers blitzschnell und oft falsch als ärgerlich/feindlich und fühlen sich rasch bedroht. Sie reagieren auf sehr schwache Gefühlsanregungen mit intensiven, rasch einschießenden Affekten (Hyperarousal, gemessen z. B. mit Bildertesten). Dabei können sie Gefühle wie Angst, Verzweiflung, Wut nicht richtig voneinander unterscheiden. Sie sind kaum in der Lage, eine nachvollziehbare Vermutung darüber anzustellen, wie sich ihr Gegenüber gerade fühlt (sogenannte Theory of Mind, ToM), reagieren aber extrem mitfühlend auf das Leid anderer (Empathie).

Circa 3 Prozent der Menschen entwickeln eine solche Krankheit. Gesellschaftlich entstehen dadurch in den unterschiedlichen Lebensbereichen Kosten von circa 4 Milliarden Euro.

Wie entsteht nun dieses quälende Leid?

Stellen wir uns ein Gnu vor, das von einem Rudel Löwen gestellt wird. Im Todeskampf wirkt es zuletzt stocksteif, starr. Unter Überflutung mit den Stresshormonen Cortisol, Adrenalin und Noradrenalin hat es den Totstellreflex aktiviert. Dieser stellt eine letzte Gnade der Natur dar. Als Folge scheidet das Gehirn morphiumartige Substanzen (Endorphine) aus, die das Opfer weitgehend schmerzfrei machen. Es handelt sich um einen basalen Vorgang auf unterster Stufe der Hirnentwicklung, fernab des Bewusstseins – mithin ein besonders wichtiger und mächtiger Reflex zur Lebenserhaltung!

Die Patienten mussten sich, während der oben beschriebenen Misshandlungen oft »tot stellen«. Dies führt über die sich wiederholenden Überflutungen zur Schädigung der Hirnreifung. Fast alle Symptome können somit, als »Hirnwunden« verstanden werden! Die Folgen des immer leichter auslösbaren Totstellreflexes (bald reichen schon Trigger, also einzelne Wahrnehmungsdetails aus den Misshandlungssituationen, um ihn zu aktivieren) sind mit Erlaub wichtig. Sie begründen in meiner Interpretation viele der oben beschriebenen späteren Symptome.

Die Patient/Innen erinnern sich blitzschnell und übergenau an Details der Verbrechen. Sie reagieren sofort, wenn sie etwas an die Untaten erinnert (Trigger (siehe oben): beispielsweise Farben, Gerüche, Klang einer Stimme, Fühl-/Tast-Empfindungen). Dann vermischen sie schlagartig heute und damals, sie bekommen »Kopfkino«, »Flashbacks« mit teilweise dramatischen Auswirkungen und »flüchten« gedanklich aus der Situation (Dissoziation als Schutz). Es ist, als »rutschten« sie ungebremst zurück in die Kindheit, wo sie das Opfer waren.

Ursächlich hierfür sind wohl die Entwicklungsstörungen beispielsweise im »episodischen« und »deklarativen Gedächtnis« (mit dem episodischen Gedächtnis unterscheiden wir Vergangenheit und Gegenwart, das deklarative Gedächtnis benötigen wir zum Erzählen). Darum halte ich es für wichtig, an diesen Punkten neue Erinnerungen/Erfahrungen zu erlauben, damit man bei der nächsten »Triggersituation« dort »bremst« und nicht mehr sofort »ganz tief abrutscht«.

Psychobiologisch zirkuläres Modell (Ochsner und Gross)

Moderne Techniken [a] zeigen Abweichungen in den typischen neuronalen Netzwerken des Gehirns – dort, wo Gefühlsreaktionen ausgelöst und reguliert werden. Betroffene Hirnregionen finden sich im sogenannten limbischen System, wie dem Mandelkern (Amygdala), sowie im Hippocampus und im vorderen Zingulum, welche verkleinert sind. Der Mandelkern reagiert außerdem überempfindlich.

Diese Strukturen bewerten maßgeblich emotionale Ereignisse, speichern und aktivieren Gedächtnisinhalte. Sie senden Signale zum vorderen Großhirn »hoch« (»bottom-up«-Prozesse) und kommunizieren mit Hirnnervenkernen, sowie mit dem Hypothalamus, von wo aus Verhalten und Körperreaktionen situativ gesteuert werden. Sogenannte »top-down«-Prozesse wiederum kontrollieren und modulieren vom

Vorderhirn aus beispielsweise Emotionen. Von hier steuern wir unsere planerischen und organisatorischen Handlungen, was die Borderline-Patienten kaum können (Impulskontrollstörung, Störung der Gefühlsregulation).

In Abhängigkeit von Reizen, wie beispielsweise dem Verlassenwerden, finden sich Auffälligkeiten an den Nerven-Andockstellen. Hierbei misst man bei Zellgruppen, die mit anregenden oder stimmungsmodulierenden Überträgerstoffen wie Glutamat und Cholin funktionieren, eine Übererregbarkeit, während hemmende Zellgruppen (benutzen meist den Botenstoff GABA) vermindert arbeiten.

Man vermutet, dass eine erhöhte Aktivität in der sogenannten Inselregion die Grundlage für die extremen Spannungszustände der Patienten bildet. Bei einer impulsiv-aggressiven Gruppe von BPS-Betroffenen (am ehesten reagieren betroffene Männer entsprechend) zeigte sich, dass die Verbindung zwischen Mandelkern und Vorderhirn nicht mehr funktionierte und im Vorderhirn der Stoffwechsel des Botenstoffes Serotonin verändert war.

Warum verletzen sich die Menschen selbst?

Neue Forschungen zeigen, dass BPS-Patienten eine veränderte Schmerzempfindlichkeit besitzen, sodass der selbst zugefügte Schmerz wohl den überempfindlichen Mandelkern (siehe oben) hemmt und das Vorderhirn aktiviert. Da dort unsere Verhaltenskontrolle entsteht, geht es den Menschen dann wieder etwas besser; sie können sich wieder besser »kontrollieren«. Typischerweise berichten die Patienten danach auch von einer deutlichen Linderung ihrer Spannungszustände.

Selbstverletzungen stellen natürlich eine schlechte Eigentherapie dar! Das spüren auch die Patienten und die Besserung wird dementsprechend oft von Scham und Schuldgefühlen begleitet. Im weiteren Verlauf treten nicht selten Depressionen jeden Schweregrades, Anorexie, Panikstörungen, Drogen- und/oder Alkoholabhängigkeit hinzu.

Medikamente

Medikamentös müssen zunächst die schwerwiegenden Begleitkrankheiten behandelt werden, beispielsweise mit Antidepressiva. Gegen starke Stimmungsschwankungen, Schlafstörungen oder erhöhte Ängstlichkeit sind manchmal Medikamente hilfreich, die in das veränderte Gleichgewicht der Überträgerstoffe eingreifen können (z. B. Quetiapin). Zur Linderung von Spannungszuständen haben sich Mittel bewährt, die dämpfend wirken (z. B. Promethazin). Der Opiatantagonist Naltrexon wird neuerdings manchmal gegen die Dissoziationen eingesetzt.

Abschließend etwas Positives: Die Symptomatik bessert sich ab dem 3. Lebensjahrzehnt oft ein wenig von selbst.

Psychotherapie

Außerdem hat die Psychotherapie enorme Fortschritte erzielt: Hier ist vor allem die *dialektisch-behaviorale Therapie (DBT)* zu nennen, die M. Lineham in Seattle bereits in den 70er-Jahren veröffentlichte. Frau Lineham war zunächst selbst als Patientin betroffen, fand aber nirgendwo Hilfe. Das ließ sie nicht ruhen, bis sie sich erfolgreich selbst helfen konnte. Hinzu treten die *mentalisierungsbasierte Therapie (MBT)* nach Bateman und Fonagy, sowie die *Schematherapie* nach Beck und Young. Nicht bewährt haben sich psychoanalytische Ansätze, vor allem die sogenannte übertragungsfokussierte Psychotherapie nach Kernberg.

Alle wirksamen Therapien arbeiten mit einer Hierarchisierung der Symptome, das bedeutet, man geht die schwersten Probleme (z. B. Suizid, Selbstverletzung) zuerst an, dann beseitigt man akute Krankheiten wie Depression, Essstörungen,

Sucht und Panikattacken, um sich dann den Basissymptomen der Krankheit zuzuwenden (mit sogenannten Skilltraining, neuerdings auch mit E-Mail-, Online- und Telefoncoaching). Wie so oft, scheint eine Kombination aus den wichtigen Inhalten aller Therapieformen das beste Ergebnis zu erzielen.

Ich kann sagen, dass viele Borderline-Patienten von einem dauerhaften vertrauensvollen Kontakt profitieren, aus dem heraus wir gemeinsam immer wieder einzelne Situationen bearbeiten, Spannungszustände verstehen lernen und Ideen für die nächsten Behandlungsschritte schöpfen.

PARANOIDE PERSÖNLICHKEITSSTÖRUNG

Ich kann dir nicht vertrauen

Heute kommt mein Vermieter zur Wohnungsbegehung. Dem werde ich eine gut gepflegte, blitzblanke Wohnung präsentieren, habe mich dafür richtig ins Zeug gelegt. Aber wahrscheinlich findet er doch wieder etwas zu meckern, wie das letzte Mal mit der Toilettenspülung. Sicher hat ihm auch die Nachbarin, die alte Hexe, gesagt, dass sie immer den Hausflur putzen muss, obwohl meistens ich das mache. Ja, so sind sie, die Frauen! Wahrscheinlich lächelt sie ihn wieder so bezaubernd an, dann kann ein Mann ja sowieso nicht widerstehen. Und ich muss dann die Zeche zahlen, und er wird mir die Nebenkosten erhöhen. Mal wieder typisch, immer gegen die Schwächsten. So werden die Reichen immer reicher und wir, das Fußvolk, müssen uns um die Krümel streiten. Meine Frau ist auch so einem Blender hinterhergelaufen, nun ist sie weg. Na ja, ist wohl auch besser so, alleine kommt man sowieso am besten klar. Menschen kann ich eh oft nicht verstehen, man kann ihnen nicht vertrauen. Zum Glück gibt es noch meinen Hund. Wie sagt der Dichter: Der Hund bleibt dir im Sturme treu, der Mensch nicht mal im Winde.

So oder ähnlich könnte es ein überwiegend misstrauischer, paranoid denkender Mensch erleben. Er geht davon aus, dass andere die Absicht haben, ihm zu schaden oder ihn zu täuschen, auch wenn er keine oder keine ausreichende Begründung für diese Gefühle hat. Er ist besonders empfindlich gegenüber Zurückweisung und Nachtragen von Kränkungen. Es besteht die Neigung, Erlebtes ständig in Richtung auf feindselige Tendenzen gegenüber der eigenen Person zu deuten. Neutrale Handlungen und Kritik anderer werden als feindlich, herabsetzend oder verächtlich machend empfunden. So entstehen gerne »Zirkelschlüsse«, das heißt, ich beweise etwas mit dem Inhalt der von mir selbst aufgestellten Behauptung.

Hier: Die Reichen werden immer reicher (muss korrekt erst bewiesen werden), das beweist sich hier aber dadurch, dass die Frau mit einem (reichen) »Blender« durchgegangen ist.

Manchmal geht die paranoide Persönlichkeitsstörung mit erhöhter Wachsamkeit einher. Ihr Misstrauen kann sich entweder durch offene Streitbarkeit oder durch stille Reserviertheit mit aggressivem Klagen äußern. Es besteht eine Tendenz zu übermäßiger Empfindlichkeit und Kränkbarkeit, was häufig Rechthaberei und Streitsucht zur Folge hat. Betroffene sind oftmals sehr verschlossen, weil sie befürchten, dass preisgegebene Informationen gegen sie verwendet würden. Sie haben häufig das Gefühl, hintergangen oder ausgenutzt zu werden. Auch nahestehende Personen oder Familienangehörige werden verdächtigt und deren Treue immer wieder infrage gestellt. So kommt es oft zu extremer Eifersucht.

Einige Befunde sprechen für eine Verbindung zwischen dieser Erkrankung und emotionalen und/oder körperlichen Misshandlungen und Schikanen während der Kindheit. Oft fällt sie schon in der Kindheit und Jugend auf und besteht im Erwachsenenalter fort.

Als Ursachen werden auch Vererbungsfaktoren vermutet, da es Hinweise auf eine Häufung dieser Persönlichkeitsstörung bei Verwandten von Menschen mit Schizophrenie und von Personen mit einer wahnhaften Störung vom Typ mit Verfolgungswahn gibt.

Vor allem aber soll ein ungünstiges soziales Milieu in der Kindheit und Jugend zu einer Persönlichkeitsentwicklung mit paranoiden Tendenzen führen können.

Häufige Begleiterkrankungen umfassen Denkstörungen (beispielsweise Schizophrenie), Angststörungen (beispielsweise soziale Phobie=soziale Angststörung, PTSD) alkoholkonsumbedingte Störungen und eine andere Persönlichkeitsstörung (beispielsweise Borderline) (siehe jeweils im entsprechenden Kapitel), aber auch die passiv-aggressive Persönlichkeitsstörung.

Aus tiefenpsychologischer Sicht besteht bei Personen mit paranoider Persönlichkeitsstörung die Tendenz, eigene Aggressionen den Mitmenschen zuzuschreiben und dann dort als Feindseligkeit wahrzunehmen und zu bekämpfen (Projektion). Von ihren Mitmenschen werden Betroffene oft als scharfsinnige Beobachter beschrieben. Da sie jedoch häufig Personen ihrer Umgebung anklagen, führen sie dadurch selbst herbei, was sie besonders befürchten (das nennt man selbsterfüllende Prophezeiung), und werden oftmals ausgegrenzt. Wegen ihrer geringen Vertrauensbereitschaft und wegen ihres kompromisslosen Vorgehens haben paranoide Persönlichkeiten zunehmend Schwierigkeiten, tiefgehende zwischenmenschliche Beziehungen aufzubauen.

Es wird von einer Häufigkeit von 0,5–2,5 Prozent (in den USA bis 4,5 Prozent, vorwiegend Männer) Betroffenen in der Gesamtbevölkerung ausgegangen. Diese Störung geht fast immer mit gravierenden persönlichen und sozialen Beeinträchtigungen einher. Die Behandlung ist oft frustrierend (es wird ja auch dem Therapeuten misstraut), sollte aber trotzdem mit der kognitiven Verhaltenstherapie versucht werden.

NARZISSTISCHE PERSÖNLICHKEITSSTÖRUNG

Aus Schwäche groß

Mein heutiger Beitrag soll etwas Besonderes sein. Ich werde beweisen, wie einfühlsam ich bin, wie gut ich mein Fachgebiet beherrsche. Die Leser werden viel über Narzissmus erfahren, die Patienten werden sich verstanden fühlen, die Kollegen werden mir applaudieren. Tun sie es nicht, sind sie sicher neidisch. Fehler sollen die anderen erst mal bei sich selbst suchen, die können mir alle das Wasser nicht reichen. Es ist enttäuschend, wie manche hinterrücks lästern; das halte ich nicht aus. Dann ziehe ich mich zurück, man wird schon merken, welch gewaltigen Verlust dies bedeutet. Mich können sowieso nur Menschen verstehen, die genauso begabt, klug und erfolgreich sind wie ich, und das sind ganz wenige.

So oder ähnlich könnte der Gedankengang eines »Narzissten« aussehen. Sie sind überzeugt von ihrer Größe und Wichtigkeit, träumen beispielsweise von grenzenlosem Erfolg, von Schönheit und Macht. Sie idealisieren schnell andere Menschen, um dann oft – enttäuscht wegen Kleinigkeiten – diese massiv zu »entwerten«. Sie nehmen meist die Position des Außenseiters ein, überzeugt davon, dass andere ihre Einmaligkeit nicht würdigen können. Sie erwarten bevorzugte Behandlung ohne entsprechende Leistungen. Gefühle und Bedürfnisse anderer können Narzissten nur schwer erkennen und akzeptieren, Beziehungen bewerten sie hauptsächlich nach ihrem Nutzen für sich selbst. Hierbei empfinden sie kein schlechtes Gewissen. Wird ihnen dieses im Laufe einer Therapie klarer, können sie mit heftiger Depressivität und Suizidgedanken reagieren. Sie erleben Gefühle wie

Trauer, Wut, Angst als überwältigend und unkontrollierbar, da sie unter einem geringen Selbstwertgefühl leiden.

Meist durften diese Menschen in ihrer Kindheit nicht hilflos und bedürftig sein. Sie sollten vielleicht »schnell groß werden«, »etwas Besonderes sein«, die von ihren Eltern gewünschten Eigenschaften zeigen und deren unbewusste Komplexe lindern. Hier mag auch der Grund für ihren Exhibitionismus (Zeigefreudigkeit, etwa von Gefühlen) liegen. Sie versuchten so immer wieder, den Eltern ihre wirklichen Wünsche irgendwie mitzuteilen.

Gesunde Narzissten zeigen häufiger eine erhöhte Leistungsbereitschaft, Ehrgeiz und eine Unsicherheit, die nicht selten mit arrogantem Verhalten überspielt wird. Therapeutisch müssen sie eine stabile Beziehung erleben, in der sie den in der Kindheit erlittenen Mangel betrauern können. Dann entwickeln sie nicht selten Kreativität, Liebenswürdigkeit und – da sie Fähigkeiten entwickelt haben, um den Eltern doch noch Liebe abzuringen – auch erstaunliche Stärken. Paradoxerweise werden sie also umso besonderer, je mehr sie sich als durchschnittlich akzeptieren können und es ihnen gelingt, über ihre Bemühungen um »Großartigkeit« zu lachen.

»Liebenswerte Narzissten«

Eine Patientin fragte mich: »Mein Arzt sagt, ich sei narzisstisch. Aber ich bin doch nicht wie Trump!« Zumindest das öffentliche Bild von Trump ist unbestritten narzisstisch.

Ein »echter« Narzisst ist in Gruppen normalerweise Außenseiter, erfolglos. Stecken wir selbst in diesem Verhaltensmuster, tun wir alles, um Anerkennung zu erhalten. Wir kämpfen, indem wir manipulieren (unbewusst), damit man uns als die oder den »Größte/-n« (Tapferste, besten Teamplayer, den Klügsten, beste Mutter … praktisch jedes Thema kann vorkommen) anerkennt – und das auch noch ohne entsprechende Leistung.

Ein Gefühl (beispielsweise Angst, Wut) beherrscht uns, statt dass wir es kontrollieren. Wir teilen die Welt in »Böse« (gegen mich, erkennt meine Größe nicht) und »Gut« (für mich, spiegelt mir meine Größe), wir »polarisieren«. Außerdem idealisieren wir andere (Du bist toll, finde mich bitte auch toll), aber plötzlich entwerten wir sie wieder (Du bist das Allerletzte).

In der Steinzeit brauchten wir Idealisierung und Entwertung in der Gruppe: das eine, um uns unterzuordnen, das andere, um zu jagen, zu kämpfen und zu töten. Denn ohne Entwertung kann ich praktisch nicht töten. Darin liegt leider auch die schlimmste Gefahr des populistischen oder religiösen »Sich-über-andere-Stellens«!

Viele von uns verhalten sich gelegentlich narzisstisch. Das kann durchaus unterhaltsam sein und uns Gesprächsstoff beispielsweise über diese Person bringen.

Zum Problem wird es erst dann , wenn der Mensch und/ oder seine Umwelt darunter leiden. Mangel an Mitgefühl (Empathie) spielt dabei eine wichtige Rolle. Auch gibt es Hirnzellen, die uns eine Idee geben, wie sich der Andere gerade unabhängig von mir fühlt (theory of mind). Echte Narzissten besitzen eventuell aufgrund empathieloser Erziehung und Vererbung wenige oder gar keine dieser Zellen. Deshalb können sie oft nicht spüren und nicht verstehen, wenn der andere leidet, Schmerz oder Angst hat. Weitere Merkmale sind Unberechenbarkeit sowie Benutzen und Sich-benutzen-Lassen.

Für Gruppen gilt: Diese wollen natürlich Engagement, Leistung,Verständnis,Weitsicht, Stärke etc. und »Charakter« sehen, bevor sie jemanden zum Anführer machen. Narzissten meinen aber, die Führerschaft stände ihnen einfach so ohne Leistung zu. Verweigert man sie ihnen, dann ziehen sie sich gekränkt und enttäuscht zurück.

Umgekehrt gilt heute allerdings auch nicht selten: Waren wir selbst erfolglos, haben verloren, so polemisieren wir

»Verlierer« gegen die »Gewinner«, nennen diese »Narzissten«, um wiederum unser eigenes verletztes Ego zu schützen.

Die meisten Narzissten sind aber trotz, oder gerade wegen all dieser sozialen Schwächen liebenswert. Sie sind ständig harmlos bemüht, anderen zu »genügen«, es ihnen irgendwie recht zu machen. Da sie in der Kindheit »nicht gesehen« wurden, verwenden sie unbewusst viel Kraft darauf, noch einmal echte Liebe und Wertschätzung zu erfahren, und lassen sich nicht selten selbst benutzen, ja, bieten dies dem Anderen – ebenfalls unbewusst - förmlich an.

Therapeutisch benötigen Narzissten dementsprechend eine lange andauernde, wertschätzende, empathische Beziehung, um nachreifen zu dürfen.

ZWANGHAFTE PERSÖNLICHKEITSSTÖRUNG

Angst vor dem Kontrollverlust

Wie könnte eine zwanghafter Mensch denken? Ein Notar bereitet sich auf den Abschluss eines Kaufvertrages vor:

Heute muss es klappen! Der letzte Termin ist geplatzt, eine Partei hatte nicht alle Unterlagen zusammen. Mein Gott, dabei hatte ich dem Käufer doch klar geschrieben, dass wir noch seine Steuernummer benötigen. Auf die Menschen ist kein Verlass. Ich hatte doch alles perfekt vorbereitet, alle Unterlagen noch einmal gründlich studiert. Am Morgen hatte mir meine Frau meinen besten Anzug herausgelegt. Ich bin den Vertragstext bis ins Detail durchgegangen, natürlich musste ich wieder Kommafehler berichtigen – die Frau Maier lernt es eh nie. Und dann hat Herr X seine vermaledeite Steuernummer nicht mitgebracht. Hatte angeblich Familienstress, der Musterpapa, daher habe er es vergessen. Hatte es sich so fest eingeprägt. »Eingeprägt«, wenn ich das schon höre! So etwas Wichtiges erledigt man sofort oder notiert sich das als

*»***wichtig***!« in seinem Kalender. Die Leute können einfach keine Ordnung halten!*

Oder:

Ich ahne, dass heute wieder etwas schiefgehen wird. Was wird dann? Die Bank macht schon Druck, sie weiß nicht, wie lange sie den notwendigen Kredit für den Erwerb noch garantieren kann. Mir geht eine Menge Geld flöten, wenn die Unterschrift ausbleibt. Dann wird es mit dem Urlaub nächsten Monat schwierig. Die Kinder freuen sich doch so. Und meinem Ruf schadet so etwas auch. O Gott, hier ist ein Fleck auf meinem Hemd. Hoffentlich bemerkt das niemand. Ich würde es umgekehrt sofort entdecken. Soll ich das Hemd schnell wechseln? Mist, die Zeit drängt. Jetzt habe ich Angst, schwitze, bin unsicher. Hoffentlich bemerkt man das nicht.

Viele werden diese Gedanken verstehen können und sich vielleicht selbst darin wiederfinden. Wir Psychiater sehen Zwanghaftigkeit heute als eine Art Kontinuum – von ganz schwach bis extrem stark ausgeprägt. Viele Menschen kennen das eine oder andere Zwanghafte, ohne dass dies psychiatrisch von Interesse wäre. Auch mit unseren vielen Alltagsroutinen, die bei dem einen oder anderen schon zwanghafte Züge annehmen können, ist noch keine Zwangsstörung diagnostiziert.

Wir alle durchlaufen eine Phase der Hirnreifung (wie bei allen anderen Gefühlen auch), in der sich Zwang entwickelt. Dies findet circa im 4ten bis 6ten Lebensjahr statt. Wir zählen plötzlich Treppenstufen, setzen unsere Füße nur noch auf senkrechte Linien der Steine auf dem Bürgersteig und so weiter. Zwang ist im biologischen Sinne erst einmal eine Fähigkeit, die dem Menschen Überlebensvorteile brachte und sogar seine dominierende Rolle unter den Lebewesen erst ermöglichte.

Wie das? Wie im Kapitel »Suchtkrankheiten« ausgeführt, entwickelten sich unsere Fähigkeiten von »grundlegend, überlebenswichtig« (beispielsweise Atmung, Pulsschlag) etappenweise im Überlebenskampf zu immer komplexeren Fähigkeiten. Dementsprechend sitzen die zum Überleben wichtigsten Hirnregionen »tief unten, im Inneren«. Dagegen stellt die große graue Hirnmasse »außen, oben« vereinfacht die Endstufe der Entwicklung dar.

By the way: Allen Alien- und Science-Fiction-Fantasien zum Trotz kennen wir bis heute im ganzen Universum nichts Komplexeres und wunderbar Lebendigeres als diese paar Kilogramm Hirn zwischen unseren Ohren!

Aber zurück zum Thema: Das bedeutet, dass wir in erster Linie von den überlebenswichtigen »unteren« Hirnabschnitten gesteuert werden. Diese schaffen erst die Voraussetzungen für unsere Gedanken, Pläne, Wünsche, Träume etc. Darüber denken wir in der Regel natürlich nicht nach. Erst wenn Funktionsstörungen oder Krankheiten auftreten, wird uns dies bewusster.

Wahrnehmungen (über Ohren, Augen, Fühlen, Schmecken usw.) werden in diesem Organ erst einmal hoch- und runter-, von links nach rechts »geschossen« (kann man teilweise an unseren Augenbewegungen erkennen). Dabei werden sie bewertet, eingeordnet und »gecheckt«, um dann wieder in unserem Bewusstsein zu landen und uns reagieren zu lassen. Man nennt dies »buttom-up«- oder »top-down«-Prozesse [a].

Für Zwang sind Regelkreise zwischen Frontalhirn, Basalganglien und limbischem System verantwortlich. Das Frontalhirn ist für die Planung und Durchführung von Handlungen zuständig. Es ist entwicklungsgeschichtlich der jüngste und damit zum Überleben unwichtigste Teil. In den Basalganglien führen wir Bewegungen aus und sorgen dafür, dass begonnene Handlungen und Gedanken auch zuende geführt werden. Das limbische System spielt für unsere Gefühle die wichtigste Rolle.

Biologisch gesehen dominieren die Gefühle, da sie sich früher entwickelten, also überlebenswichtiger waren. Was aber, wenn wir Informationen erhalten, die wir so verarbeiten, dass unsere Reaktion darauf anders aussehen sollte, als uns das »mächtige« limbische System suggeriert, sprich: »Wenn ich meinen Gefühlen jetzt folge, schade ich mir selber!«? Wie kann mein Gehirn dann Handlungen erreichen, die für mein »Überleben« (beziehungsweise meinen Vorteil) besser geeignet sind als meine zunächst eingeleitete gefühlsmäßige Reaktion?

Hier kommt der Zwang ins Spiel. Er gibt unserem Großhirn die Möglichkeit, sich über unsere Emotionen hinwegzusetzen, obwohl die eigentlich »das Sagen« haben.

Wir können nun so handeln, wie es unserer Analyse nach »vernünftig« ist, anstatt »gefühlsgesteuert« zu reagieren!

Beispiel: »Ich mache Mathe-Hausaufgaben, stehe schlecht in Mathe. Ich muss eine gute Note schreiben, um nicht sitzen zu bleiben. Ich weiß, dafür muss ich aber noch lernen. Es schadet mir, wenn ich sitzen bleibe und ich muss dann auch noch meine Schulfreunde wechseln, mit denen ich mich so gut verstehe. Da schickt Conny ein Foto vom Sportplatz! Gerade fangen die Freunde an, Fußball zu spielen. Sofort möchte ich mitmachen, dabei sein, Spaß haben ... aber: Gebe ich jetzt nach, verpasse ich die Möglichkeit, durch Üben meine Note zu verbessern. Dann kann ich die Freunde im nächsten Jahr erst recht nicht mehr treffen und ich erreiche vielleicht überhaupt einen schlechteren Abschluss, falle zurück. Gehe ich aber nicht, bin ich traurig. Was kann ich tun? Ich muss mich zwingen, jetzt hier zu bleiben und zu lernen, damit ich später wieder mitmachen kann.«

Zusammengefasst: Information bekommen – verarbeiten – Ergebnis (=Vernunft) widerspricht dem Gefühl – bewusst Zwang einsetzen, um langfristig Vorteile zu haben ... »Kopf über Herz« ...

Natürlich ist Zwang im gesellschaftlich-politischen wie auch im pädagogischen Raum zurückgedrängt worden. Zu viel Elend und Leid hat er über die Menschen gebracht. Aber ganz können wir auf ihn auch in diesen Zusammenhängen nicht verzichten (Anarchie schadet allen viel mehr, als sie nützt!). Und im persönlichen Leben ist Zwang unverzichtbar, wenn wir mittel- und langfristige Ziele besser finden, als kurzfristige emotionale.

Aber ab einem gewissen Punkt fallen Menschen auf, die sich grundsätzlich Sorgen über die Zukunft machen und ängstlich auf Veränderungen reagieren, die schneller im Detail Fehler entdecken als das Schöne im »Großen und Ganzen« sehen, die angespannt reagieren, wenn sie den Dingen nicht ihre Ordnung geben können.

Wenn sie diese Verhaltensweisen durchgehend zeigen und sie selbst und/oder ihre Umwelt darunter leidet, dann treten sie aus dem gesunden Teil des Kontinuums »Zwang« heraus und werden als anankastische Persönlichkeiten oder Menschen mit anankastischen Persönlichkeitszügen bezeichnet.

Ursächlich gibt es Hinweise auf Vererbung (nur gültig für die Zwangsstörungen, siehe dort), Lernen aus elterlichen Vorbildern, sowie lebensverändernden und traumatisierenden Erfahrungen.

Will ich mich therapeutisch verändern, dann geht das über die tiefenpsychologische Aufarbeitung vergangener Ereignisse, das Lernen von Selbstakzeptanz, das Lernen am Modell (Therapeut), das vertrauen Lernen in die prinzipielle Neutralität von Neuem (etwas kann gut oder schlecht sein, Risiken **und** Chancen enthalten) und das Lernen, über mich und meine »Macken« zu lachen.

SELBSTUNSICHERE (VERMEIDENDE) PERSÖNLICHKEITSSTÖRUNG

Eigentlich würde ich gerne am Samstag mit Yannik und seinen Freunden erst in die Sauna und dann abends auf die Party gehen. Hab mich echt gefreut, als er mich fragte, ob ich mitkommen möchte. Hab mir die Bilder im Netz angesehen, tolle Saunalandschaft, alles frisch renoviert. Aber irgendetwas hemmt mich. Man ist doch nackt da. Bestimmt haben die alle einen trainierten Body, spielen ja zusammen Fußball. Ich bin ja auch gut im Training, gehe immer alleine joggen. Aber mein Bäuchlein will nicht verschwinden. Esse auch so gerne Schokolade, bin ja oft alleine.

Die finden mich ja nett, sonst würden sie mich nicht fragen, ob ich mitkomme. Aber vielleicht bereuen sie es dann, wenn die sehen, dass ich nicht so diszipliniert wie sie bin, und machen Witze. Ich bekomme ja so schnell eine rote Birne – in der Schule nannten sie mich Osram. Ich schäme mich so schnell. Wie sieht das dann aus: weißes Handtuch, rote Birne. Da mache ich mich ja doppelt lächerlich. Und wenn sie dann über Frauen reden, fühle ich mich immer so klein; hab ja keine Freundin, bin zu schüchtern. Dann denken sie bestimmt, dass ich noch ein Bubi bin. Oder, noch schlimmer, schwul. Vielleicht bekomme ich da auch noch irgendwo eine Erektion, um Himmels Willen, dann schäme ich mich in Grund und Boden … Ich werde mir eine Ausrede ausdenken, habe ja schon jetzt Bauchschmerzen. Abends komme ich dann irgendwie dazu, die Party traue ich mir zu, da gibt es ja Alkohol, dann fühle ich mich immer sicherer, angstfreier, vielleicht trinke ich schon vorher etwas.

So oder ähnlich könnte der Gedankengang eines selbstunsicheren (vermeidenden) Menschen aussehen.

Bei dieser Persönlichkeitsstörung fühlen sich die Betroffenen oft unsicher, minderwertig, angespannt und besorgt. Gleichzeitig sehnen sie sich ständig nach Zuneigung und danach, von anderen akzeptiert zu werden. Sie leiden unter Selbstzweifeln und reagieren überempfindlich auf Kritik und Zurückweisungen. Deshalb vermeiden sie häufig bestimmte Situationen und Aktivitäten. Enge Beziehungen zu anderen Menschen gehen sie nur dann ein, wenn sie sicher sind, von ihnen akzeptiert zu werden. Im Gegensatz zu den meisten anderen Persönlichkeitsstörungen leiden die Betroffenen unter ihrem Verhalten und empfinden es oft selbst als Problem.

Menschen mit einem selbstunsicheren Persönlichkeitsstil – der einer selbstunsicheren Persönlichkeitsstörung ähnelt, aber weniger stark ausgeprägt ist – sind selbstkritisch und eher vorsichtig und zurückhaltend. Sie reagieren sensibel auf Kritik und Zurückweisung und neigen dazu, ihre eigenen Erwartungen und Vorstellungen zu verändern, wenn andere Menschen andere Einstellungen haben. Weil sich die Betroffenen nicht in den Vordergrund drängen, weil sie verlässlich sind und sich bei Konflikten um Ausgleich bemühen, finden sie bei anderen Menschen häufig Anerkennung.

Die Betroffenen zeigen eine starke soziale Gehemmtheit und ein ständiges Gefühl der Unzulänglichkeit und sind überempfindlich gegenüber negativer Beurteilung. Sie vermeiden aus Angst vor Kritik, Ablehnung oder Missbilligung berufliche und private Aktivitäten oder Kontakte. Sie lassen sich ungern auf Menschen ein, wenn sie nicht sicher sind, dass sie gemocht werden. Sie verhalten sich aus Angst, beschämt oder lächerlich gemacht zu werden, auch in intimen Beziehungen zurückhaltend. Da sie sich dauernd unzulänglich fühlen, sind sie in neuen zwischenmenschlichen Situationen gehemmt. Sie halten sich für gesellschaftlich unbeholfen (was sie so natürlich oft auch sind), persönlich unattraktiv (was sie oft nicht sind) und unterlegen gegenüber anderen Menschen (was sie oft ebenfalls nicht sind). Sie schämen sich schnell. In der Pubertät tritt oft Erröten hinzu, verbunden mit der starken Angst, zu erröten und sich zu blamieren (Erythrophobie).

Eine selbstunsichere Persönlichkeitsstörung ähnelt in vielen Aspekten einer Sozialen Phobie (siehe Kapitel »Angststörungen«). Der wesentliche Unterschied ist, dass die Symptome hier tiefgreifender sind, länger bestehen und von den Betroffenen eher als Teil ihrer Persönlichkeit erlebt werden.

Die Ängste beziehen sich dabei auf viele unterschiedliche soziale Situationen und das Selbstwertgefühl ist sehr gering ausgeprägt. Bei einer Sozialen Phobie bestehen dagegen Ängste in einigen konkreten Situationen (zum Beispiel Angst vor öffentlichem Reden, Unsicherheit gegenüber Fremden). Außerdem kann eine Soziale Phobie erst später im Leben entstehen, wird weniger als Teil der eigenen Persönlichkeit erlebt und geht durch eine Therapie oft vollständig wieder zurück.

Ein bis zwei Prozent der Menschen leiden an einer selbstunsicheren Persönlichkeitsstörung. Dabei sind Männer und Frauen vermutlich gleich häufig betroffen. Kombiniert damit findet der Psychiater öfter Angststörungen, Depressionen, eine dependente oder eine Borderline-Persönlichkeitsstörung (gemischte Persönlichkeitsstörung).

Als Ursachen werden wie immer bei Persönlichkeitsstörungen ein Zusammenspiel von biologischen, psychischen und umweltbezogenen Faktoren angenommen. Studien legen nahe, dass die Betroffenen genetisch bedingt dazu neigen, sich innerlich unruhig, angespannt, nervös und leicht verletzbar zu fühlen. Wenn zusätzlich negative psychische oder soziale Einflüsse hinzukommen, kann dies die Entstehung der Störung begünstigen.

Bei der Aufarbeitung der Kindheit erkenne ich oft ein ambivalentes Bindungsverhalten der Eltern, das sich auf den Patienten übertragen hat. Mal fühlte er sich angenommen, mal abgelehnt, kritisiert und bloßgestellt. So entwickelte er eine tief sitzende Unsicherheit. »Bin ich nun liebenswert, erkennt man mich an oder nicht?« Mit dieser unbewussten Frage im Kopf wird der Mensch nun erwachsen. Aber im Alltag sind Zustimmung und Ablehnung allgegenwärtig. Der Selbstunsichere wird allerdings durch Ablehnung hundertmal tiefer verletzt, als dass ihn Zustimmung und Anerkennung stärken würden. So meidet er entsprechende soziale Situationen immer häufiger.

Menschen empfinden seine Ambivalenz manchmal durchaus sympathisch und unterhaltsam, manchmal aber auch anstrengend. Man muss ihm ja immer versichern, dass er gerne gesehen ist. Da er anderen nicht zur Last fallen möchte und wie wir alle gerne den Weg des geringsten Widerstandes geht, findet er es schließlich einfacher, zu Hause zu bleiben und Menschen zu meiden, obwohl er sich eigentlich nach Gemeinschaft sehnt.

Die selbstunsichere Persönlichkeitsstörung wird in erster Linie mit Psychotherapie behandelt, und diese kann den Betroffenen oft gut helfen. Weil viele unter ihrem Verhalten leiden, sind sie oft von sich aus bereit, eine Therapie zu beginnen, und arbeiten dort besonders gut mit. In der Therapie werden ähnliche Methoden verwendet wie bei der Behandlung einer Sozialen Phobie und anderer Angststörungen.

ABHÄNGIGE (DEPENDENTE) PERSÖNLICHKEITSSTÖRUNG

Liebe mich – ich unterwerfe mich doch!

Heute fühle ich mich wieder so schwach, wertlos, ohne Mumm. Ach, hätte ich doch nur einen Partner – groß, stark –, ich würde ihn auch bewundern, Tag und Nacht. Ich würde alles für ihn tun. Aber wer will schon so ein unansehnliches Mauerblümchen wie mich. Alle Freundinnen, selbst die hässliche Britta, sind schon verheiratet. Ich werde immer nur sitzen gelassen, ausgenutzt. Aber mir fällt es auch so schwer, etwas alleine anzufangen, alleine zu entscheiden. Ich verstehe nicht, wie die anderen das im Leben immer so machen. Ich bewundere deren Selbstbewusstsein. Wenn mich doch einer nehmen würde – nie, nie mehr würde ich ihn verlassen, alles könnte er von mir haben, alles mit mir machen, er muss mich nur ein wenig liebhaben.

So oder ähnlich könnte eine Person mit einer abhängigen Persönlichkeitsstörung denken. Typisch für eine abhängige Persönlichkeitsstörung ist, dass sich die Betroffenen passiv und unterwürfig verhalten, wenig Selbstbewusstsein haben und sich stark an andere anpassen. Sie neigen dazu, sich an nahestehende Menschen zu klammern, zeigen wenig Eigeninitiative und übernehmen ungern die Verantwortung. Bei eigenen Fehlern oder Missgeschicken neigen sie dazu, die Verantwortung anderen zuzuschieben. Insgesamt tendieren sie zu einer depressiven Stimmung und starken Trennungsängsten. Wenn eine enge Beziehung tatsächlich endet, fühlen sie sich völlig hilflos und innerlich zerstört.

Menschen mit einem abhängigen Persönlichkeitsstil – der dieser Persönlichkeitsstörung ähnelt, aber weniger stark ausgeprägt ist – sind anderen gegenüber sehr loyal. Sie ordnen oft ihre eigenen Wünsche denen anderer Menschen unter und verhalten sich gegenüber nahestehenden Menschen anhänglich. Außerdem haben sie eine gute Fähigkeit, sich in andere hineinzuversetzen und mit anderen zu kooperieren. Durch diese Eigenschaften haben sie – im Gegensatz zu Patienten mit einer dependenten Persönlichkeitsstörung – oft einen großen Freundes- und Bekanntenkreis. Sie arbeiten oft in Berufen, in denen Hilfsbereitschaft und Selbstlosigkeit eine Rolle spielen, zum Beispiel als Pfleger oder Sozialarbeiter.

Die Betroffenen haben ein tiefgreifendes und überstarkes Bedürfnis, versorgt zu werden. Das führt zu unterwürfigem und anklammerndem Verhalten und Trennungsängsten. Sie haben Schwierigkeiten, alltägliche Entscheidungen zu treffen, ohne ausgiebig den Rat und die Bestätigung anderer einzuholen; sie benötigen andere, damit diese die Verantwortung für ihre wichtigsten Lebensbereiche übernehmen. Sie können schlecht eine eigene Meinung vertreten (nach einer Gruppendiskussion könnten sie beispielsweise sagen: »Das habe ich auch gedacht, aber mich nicht getraut, etwas zu sagen. Das ändert ja sowieso nichts, führt nur zu Streit, worunter ich dann leiden muss. Aber der Rainer hat den anderen toll die Meinung gesagt«). Sie haben zu wenig Selbstbewusstsein, um selbstständig Dinge oder Unternehmungen anzustoßen. Sie tun alles, um die Versorgung und Zuwendung anderer zu erhalten. Sie fühlen sich alleine unwohl oder hilflos – aus übertriebener Angst, nicht für sich selbst sorgen zu können. Wenn eine enge Beziehung endet, suchen sie dringend eine andere Beziehung als Quelle der Fürsorge und Unterstützung. Dauernd haben sie Angst, verlassen zu werden und für sich selbst sorgen zu müssen. Kommt es zur Trennung, dann stürzen sie in tiefe Krisen, in ein quälendes Leeregefühl.

Etwa ein bis zwei Prozent der Menschen leiden unter einer abhängigen (dependenten) Persönlichkeitsstörung – Männer etwa genauso häufig wie Frauen.

Die Störung kombiniert sich gerne mit Angststörungen, Depressionen oder somatoformen Störungen (vielfältige körperliche Symptome, die eine psychische Ursache haben) sowie beispielsweise mit einer selbstunsicheren Persönlichkeitsstörung (gemischte Persönlichkeitsstörung). Wie bei allen Persönlichkeitsstörungen entsteht sie wohl durch ein Zusammenspiel von biologischen, psychischen und umweltbezogenen Faktoren.

Eltern könnten beispielsweise unabhängiges Verhalten und die Ablösung ihrer Kinder verhindert haben, indem sie abhängiges Verhalten belohnten und unabhängiges Handeln bestraften. Außerdem könnten die Betroffenen das Verhalten auch von ihren Eltern übernommen haben (Lernen am Modell). In der Folge entwickeln sie nur wenig Selbstvertrauen, aber auch nicht die Fähigkeiten, selbstständig Entscheidungen zu treffen, Verantwortung zu übernehmen und eigenständig Handlungen in Angriff zu nehmen. Darüber hinaus haben die Betroffenen ungünstige Überzeugungen von sich selbst und ihrer Umwelt: Sie sehen sich als hilflos und unfähig und glauben, dass sie stets auf andere angewiesen sind, die ihnen Schutz und Unterstützung geben können.

Immer wieder sieht man Frauen (seltener Männer, aber diese schämen sich vielleicht auch mehr, in Therapie zu gehen), die sich schlagen lassen bis hin zu Verletzungen oder die Sexualpraktiken zustimmen, die sie eigentlich nicht wünschen, und die sich dennoch nicht vom »Partner« trennen oder immer wieder zu ihm zurückkehren. Sie sind fest davon überzeugt (überwertige Idee), ohne den Partner hilflos, verloren, wertlos, nicht lebensfähig zu sein und sowieso keinen anderen Partner mehr finden zu können.

Die Betroffenen suchen häufig eine Therapie auf, wenn sie eine wichtige Bezugsperson verloren haben – zum Beispiel durch eine Trennung oder einen Todesfall. Sie fühlen sich dann oft hilflos und wissen nicht, wie sie mit den Anforderungen und Entscheidungen, die jetzt von ihnen verlangt werden, umgehen sollen.

Im Vergleich zu anderen Persönlichkeitsstörungen ist eine Therapie hierbei oft relativ erfolgreich. Wichtige Aspekte der Therapie sind, die Selbstständigkeit und Eigenverantwortung der Patienten zu fördern, ihre Kompetenzen im Umgang mit alltäglichen Aufgaben und Entscheidungen zu verbessern und ihre sozialen Fähigkeiten zu erhöhen. Oft hilft es meiner Erfahrung nach, den Abhängigkeitswunsch zu akzeptieren. Dies ist paradoxerweise bereits ein Schritt in Richtung Unabhängigkeit, weil ich jetzt weiß, dass ich ebenso bin wie ich bin. Ich weiß dann auch, dass ich mir bewusst einen »guten« Partner aussuchen muss, der mich so liebt, wie ich bin, und respektvoll mit mir umgeht. Ich weiß dann, dass ich selbst für meine Partnerwahl und für mein Leben verantwortlich bin.

ADHS

Das Aufmerksamkeitsdefizit- und Hyperaktivitäts-Syndrom (ADHS) bei Erwachsenen betrifft laut der Deutschen Gesellschaft für Psychiatrie, Psychotherapie und Neurologie (DGPPN) circa 6 Prozent aller Menschen. Viele Betroffene litten schon als Kinder an ADHS, das zu den am stärksten vererbten psychischen Krankheiten gehört.

Das Leiden zeigt sich bei Kindern vor allem durch eine ständige Bewegungsunruhe (»Zappelphilipp-Syndrom«), die sogenannte Hyperaktivität, eine Impulsivität und eine Unfähigkeit, die Aufmerksamkeit zu halten.

Im Erwachsenenalter entwickeln sich diese Symptome eher »nach innen«, die Betroffenen bleiben oft unaufmerksam, unruhig, zeigen einen gesteigerten Rededrang und schnell springende Gedankengänge, das Zeitgefühl fehlt und vieles im Alltag verläuft völlig desorganisiert und chaotisch, wobei der äußere Eindruck unauffällig sein kann. Hinzu kommen schlechte Impulskontrolle und andere Symptome (häufiger Wechsel des Arbeitsplatzes, Schwierigkeiten im Straßenverkehr, soziale Regeln werden nicht eingehalten; gleichzeitig bestehen Depression, Alkohol- oder andere Abhängigkeitserkrankungen, Angst- und Persönlichkeitsstörungen). Die Patienten bleiben im Beruf hinter ihren Möglichkeiten zurück.

Ein amerikanischer Forscher drückt es so aus: »Das Gehirn verhält sich bei den Kranken wie ein Dirigent, in dessen Orchester einzelne Instrumentengruppen fehlen oder nicht richtig mitspielen«.

Mediziner gehen davon aus, dass Störungen der Informationsverarbeitung im Vorderhirn, der Verbindung von dort zu den Basalganglien sowie im Kleinhirn bestehen, wo unter anderem nicht genügend Dopamin (ein wichtiger unter anderem Wohlgefühl verursachender Hirnbotenstoff) zur Verfügung steht.

Wichtig ist, dass »vor der Diagnose eine gründliche Diagnostik erfolgt«. Wie umfangreich diese sein muss, entscheidet man im Einzelfall. Im Extremfall benötigt es mehrere Termine in einer Spezialambulanz, begleitet von Unmengen Fragebögen. Hat man dann die Diagnose gestellt, empfiehlt der Arzt nach Untersuchungen des Blutes, des Herzens und dem Ausschluss von Krankheiten wie Epilepsie oder Amphetaminsucht eine Therapie, meist mit den Wirkstoffen Methylphenidat oder Lisdexamphetamin (Abkömmlinge von Amphetamin). Diese sorgen unter anderem für eine Zunahme der Dopaminkonzentration im Gehirn.

Methylphenidat wird wie Lisdexamphetamin schon lange im Kindesalter eingesetzt. Voraussetzung ist, dass sie von entsprechend ausgebildeten und geschulten Fachleuten (Kinder- und Jugendpsychiatern) verschrieben und mit psychosozialen und psychotherapeutischen Maßnahmen kombiniert werden. Entsprechend wirken sie auch bei den rund 35 Prozent der Patienten, die die Symptome mit ins Erwachsenenleben nehmen.

Seltener kommt Atomoxetin zum Einsatz, das die Wiederaufnahme des Botenstoffes Noradrenalin in Hirnzellen hemmt. Ich selbst habe damit bislang keine Erfolge erzielen können.

Obwohl man als interessierter Arzt die oft lebensverändernden positiven Wirkungen fast täglich verfolgen kann, gibt es doch auch Kritiker, Medien und Politiker, die über Nebenwirkungen und »Persönlichkeitsveränderungen« besorgt sind. Dies umso mehr, als zu Beginn der erfolgreichen Behandlungen (wie immer) des Guten zu viel getan wurde und zu viele Kinder die Mittel erhielten. Dies ist aber lange vorbei.

So fühlten sich noch 2003 über 200 weltweit anerkannte Fachleute genötigt, gemeinsam zu erklären, dass die Krankheit existiere, erhebliches Leiden hervorrufe und Methylphenidat das Medikament der ersten Wahl sei. Als Antwort auf Versuche von Psychologenverbänden, die unbestritten wichtige Verhaltenstherapie zur entscheidenden Behandlungsmethode zu erklären, sahen sich Experten gezwungen, ihre Erklärung im September 2005 zu bekräftigen. Dabei betonten sie, dass der Einsatz von Methylphenidat unter Einbeziehung von möglichen psychosozialen Belastungsfaktoren erfolgen muss.

ZAPPELPHILIPP WIRD ERWACHSEN

Viele kennen das Aufmerksamkeitsdefizit-Syndrom bei Kindern (ADHS, ADS, »Zappelphilipp«). Die Betroffenen können schlecht sitzen, es gelingt ihnen kaum und nur, wenn sie etwas interessiert, länger als einige Minuten aufmerksam zu bleiben, oder sie wirken ständig »verträumt«. Sie reagieren impulsiv, unorganisiert, das Gefühlsleben erscheint instabil. Dies betrifft circa 6 Prozent aller Kinder, das heißt, in einer Schulklasse mit 18 Kindern darf man statistisch ein betroffenes Kind erwarten. Oft leiden weitere Angehörige ebenfalls an der Erkrankung (Eltern, Geschwister, Großeltern).

Was aber, wenn die Kinder heranwachsen? Man geht von 3 Prozent aller Erwachsenen aus, die weiter unter der Krankheit leiden. Die Symptome verlagern sich beim Erwachsenen mehr »nach innen«, besonders Hyperaktivität und Impulsivität fallen nicht mehr so stark auf. Männer sind häufiger betroffen. Menschen mit ADHS erzeugen 1,7 bis 2,8-fach höhere Kosten im Gesundheitssystem als gesunde Menschen. Dies summiert sich innerhalb der EU auf 70 Milliarden Euro pro Jahr.

Es besteht eine hohe Komorbidität (gleichzeitiges Auftreten) mit krankhafter Depression, leider auch vermehrt Freitode, zudem Suchterkrankungen und Persönlichkeitsstörungen, vor allem mit gestörter Impulskontrolle (das heißt schnelles, unüberlegtes Handeln aller Art). In

Gefängnissen schätzt man den Anteil von ADHS-Kranken auf bis zu ein Drittel!

Aber auch die übrigen Symptome sind manchmal schwer zu trennen, sodass der Psychiater oft erst eine Depression behandelt beziehungsweise bei Sucht eine abstinente Phase abwartet, bevor er das ADHS vernünftig diagnostizieren kann.

WIE MACHT SICH ADHS KONKRET BEMERKBAR?

Die Betroffenen schaffen es kaum, andere ausreden zu lassen, reden selbst oft schnell, aber verwirrend sprunghaft, verlieren den »roten Faden«. Sie hassen das Lesen, da sie den Text nicht aufmerksam verfolgen und zusammenfassen können. Sie leben in Unordnung, es sieht zu Hause beziehungsweise auf dem Schreibtisch aus, als hätte eine Bombe eingeschlagen. Sie schieben Aufgaben oft vor sich her (Prokrastination), unter anderem, weil sie misserfolgsorientiert denken (»das schaffe ich ja eh wieder nicht, ich werde mich sowieso wieder verzetteln«). Sie wirken immer in Bewegung, können schlecht ruhig sitzen bleiben, haben immer etwas in der Hand, bewegen ständig Finger oder Füße. Sie sind schnell aufgeregt, haben eine geringe Frustrationstoleranz, können ganz schwer ihre Bedürfnisse aufschieben, handeln impulsiv, haben vielleicht Wutausbrüche, wobei sie beispielsweise überraschend Partnerschaften oder Arbeitsplätze aufgeben können. Sie vertragen Stress schlechter als ihre Altersgenossen, haben häufiger

Unfälle im Straßenverkehr. Ihr Gefühlsleben erscheint teilweise als Achterbahn, es geht auf und ab. Erkennen, denken, auswählen, erinnern (sogenannte kognitive Funktionen) sind mehr oder weniger gestört. In ihrem Gehirn geht es zu, als ob in einem Orchester bestimmte Instrumente schlecht gestimmt sind oder ausfallen, sodass der Dirigent große Schwierigkeiten hat, das Stück zu spielen.

Moderne Untersuchungen zeigen eine dünnere Großhirnrinde im hinteren Hirnteil und im »limbischen System« (Bereich des Gefühlslebens) sowie weniger Substanz in kleineren Regionen wie N. Caudatus, Thalamus und Kleinhirn. Auf der Ebene der Rezeptoren (Andockstellen) findet sich im Vorderhirn unter anderem eine Störung des sogenannten Dopamintransporters.

Zur Diagnose benötigt der Psychiater Krankenberichte, Kenntnis von den Alltagsproblemen der Betroffenen, von der Intelligenz (bei Unerfahrenen kommt es manchmal zu Verwechslungen mit hochintelligenten Menschen), dem aktuellen Gesundheitszustand, der Familien- und Medikamentengeschichte, von einer Drogeneinnahme, eventuell Hirnbilder sowie testpsychologische Fragebögen (beispielsweise den HASE-Test) und – ganz wichtig – Schilderungen naher Angehöriger über die Kindheit, oder auch alte Schulzeugnisse mit den sogenannten Kopfnoten.

Nach der Diagnose wird er eine Behandlung begonnen, zunächst mit Methylphenidat, einem Amphetaminabkömmling, der sofort seine Wirkung entfaltet, oder seltener mit Atomoxetin (einem Mittel, das in den Serotoninhaushalt eingreift. Dieses braucht 4–6 Wochen, ehe es wirksam werden kann). Dazu müssen einige Voruntersuchungen erfolgen (EKG, Hirnstrombild EEG, Blutwerte).

In der Regel wird der Psychiater erst nach der medikamentösen Einstellung eine psychotherapeutische Behandlung vorschlagen. Diese beschäftigt sich dann mit der verbliebenen Restsymptomatik, denn die Medikation behebt oft circa 50–70 Prozent und mehr der Symptome. Viele Patienten verspüren danach keinen Leidensdruck mehr. Die Psychotherapie kann beispielsweise nach Stephen Safren durchgeführt werden (2005) und reduziert die Symptome weiter.

Meiner Erfahrung nach können auch tiefenpsychologische Interventionen zur Verbesserung von Lebensqualität führen, wodurch dann wiederum der Umgang mit den Restsymptomen erleichtert wird.

Neue Zahlen belegen, dass der Einsatz von Methylphenidat die Zahl der Verkehrsunfälle von Betroffenen absenkt und sie teilweise vor Suchterkrankungen und deren Folgen schützt und diese nicht etwa fördert, wie noch bis vor Kurzem befürchtet.

ZAPPELPHILIPP IM SENIORENHEIM

ADHS (Aufmerksamkeitsdefizit- und Hyperaktivitätssyndrom) ist eine Krankheit, die sich überwiegend im Vorderhirn abspielt. Es gibt Störungen im Dopamin- und Serotoninhaushalt (Hirnüberträgerstoffe).

Die betroffenen Menschen können von klein an ihre Aufmerksamkeit nicht über einen längeren Zeitraum dorthin richten, wohin sie wollen – ähnlich einem Scheinwerfer, den man nicht darauf ausrichten kann, wo man Licht haben möchte. Gleichzeitig können sie nicht lange ruhig sitzen (»Zappelphilipp«), haben immer etwas in den Händen, fallen anderen ins Wort, sind impulsiv und Störenfriede in der Schule. Im Erwachsenenalter treffen sie dann selbst wichtigste Entscheidungen (beispielsweise Arbeitsplatzwechsel), ohne lange zu überlegen. Geraten sie unter Druck oder Stress, fühlen sie sich schnell überfordert. Sie haben oft Schwierigkeiten im Straßenverkehr. Es gelingt ihnen kaum, sich zu organisieren, ihr Zimmer in Ordnung zu halten, Termine zu koordinieren. Da ihnen vieles danebengeht, sind sie ihren Fähigkeiten gegenüber negativ eingestellt, haben weniger Selbstbewusstsein, denken oft »das misslingt mir sowieso«. Sie entwickeln häufig parallel Depressionen, Angst- und Suchterkrankungen, Persönlichkeitsstörungen und das Risiko für begleitende körperliche Krankheiten verdoppelt sich (1). In den Gefängnissen schätzt man die Zahl auf gut 30 Prozent der Insassen, unter Suchtkranken sind es 7–33 Prozent.

Betroffen sind circa 5–6 Prozent der Kinder, aber nur 2–3 Prozent der Erwachsenen, da sich die Krankheit nach der Pubertät teilweise oder ganz zurückziehen kann; die Symptome werden teilweise »unauffälliger«, »nach innen gerichtet«.

Eine Behandlung mit dem Medikamenten Methylphenidat oder Atomoxitin, manchmal auch mit einzelnen Antidepressiva, ist oft erfolgreich, auch im Erwachsenenalter.

Zusätzliche Verbesserungen erzielt man durch spezielle Verhaltenstherapien, beispielsweise nach Steven Safren.

Gerade überprüft man in den Niederlanden, ob bei gleichzeitiger Suchterkrankung eine Kombination aus dem sogenannten Motivational-Interview-Protokoll, dem Coping-Skills-Manual und dann der ADHS-Therapie nach Safren Vorteile bringt.

Da man früher wenig darüber wusste, sind viele ältere Menschen krank, ohne es zu wissen. Zu diesen gesellen sich jetzt auch behandelte Patienten, die neue Anforderungen an die Heime stellen werden. Dazu gibt es noch wenig Informationen. Es ist wichtig, die Pflegekräfte und die in den Heimen arbeitenden Ärzte für diese Aufgabe zu sensibilisieren.

Setzt man beispielsweise Methylphenidat erstmals bei älteren Menschen ein, muss man noch intensiver auf Nebenwirkungen achten (beispielsweise bei Herzproblemen).

Suchtkrankheiten

Es hat in Deutschland bis in die 90er-Jahre gedauert, bis sich die Erkenntnis durchsetzte, dass nicht nur der »Alkoholismus«, sondern alle Suchtkrankheiten eben genau das sind: **Krankheiten**. Sogar heute noch, da der wissenschaftliche Fortschritt überwältigende Belege für das Krankheitskonzept der Süchte vorlegen kann, fällt es selbst einigen zurückgebliebenen Kollegen schwer, dies zu verstehen und zu akzeptieren.

Wie viel Elend bis dahin durch Ärzte und Wissenschaftler erzeugt wurde, die zu wissen glaubten, hierbei handele es sich um Willensschwäche, Charakterfehler, Besessenheit oder ähnlichen Unfug, mag man sich gar nicht vorstellen. Sie bestanden beispielsweise darauf, dass »der Süchtige erst ganz unten sein muss«, um »die Motivation zu erlangen, frei vom Suchtmittel zu leben«, sie wollten eine Abstinenz mit allen Mitteln erzwingen (Abstinenzparadigma).

Länder wie die USA, die Niederlande, die Schweiz, die skandinavischen Länder, aber auch England waren längst vorangeschritten und hatten beispielsweise für Heroinkranke Ersatzprogramme (Substitution) ins Leben gerufen, die viele Patienten retteten. Davor musste man täglich in den Zeitungen von toten Abhängigen lesen, die man auf einem Bahnhofsklo gefunden hatte, die sich den »Goldenen Schuss« (tödliche Überdosis) unabsichtlich oder suizidal gesetzt hatten. Bestimmte innerstädtische Plätze konnte man als Bürger nicht mehr betreten, da sie von verwahrlosenden und geschwächten »Fixern« besetzt gehalten wurden.

Die Kehrtwende in einer zunehmend erhitzten Diskussion, die mancherorts zu einem erbittert geführten Glaubenskrieg ausartete, brachte schließlich eine fünfjährige Untersuchung an der Universität Essen, in der zweifelsfrei nachgewiesen werden konnte, dass die Behandlung von Heroinkranken mit Substitutionsmitteln (Methadon und dessen »Schwester« Polamidon) Leben rettet, die körperliche Gesundheit verbessert, die soziale Integration (Arbeit, Wohnen, Beziehungen) fördert sowie die Beschaffungskriminalität (»Ich stehle, um irgendwie an Geld für den nächsten Schuss zu kommen«) verringert.

Inzwischen gelten alle stoffgebundenen Süchte (also die, bei denen man sich etwas zuführt) als eigenständige Krankheiten: Alkohol-, Nikotin-, Opioid- (beispielsweise Heroin, aber auch Morphium/Medikamente), Cannabis-, Amphetamin-, Kokainkrankheit.

Die nicht stoffgebundenen Süchte (beispielsweise Spiel-, Sex-, PC-Sucht) sind Gegenstand breiter Diskussionen und gelten oft als Störungen der Impulskontrolle oder werden den Zwangskrankheiten zugeordnet. Allerdings unterscheiden sich die angewandten Therapiekonzepte oft wenig von denen der stoffgebundenen Suchterkrankungen.

Warum handele ich nun »süchtig«? Warum kann ich nicht »die Finger vom Stoff lassen«? Warum nehme ich den Stoff oft sogar dann noch, wenn ich erkannt habe, dass er mir schadet, mich vielleicht sogar umbringt? Wie kann man sich die Entwicklung einer Suchtkrankheit vorstellen?

Ohne vorgreifen zu wollen, muss man dazu wissen, dass alle Süchte durch Wechselwirkungen eines Stoffes mit korrespondierenden Andockstellen (Rezeptoren) im Gehirn entstehen [a]. Unser Gehirn heißt den Stoff sozusagen mit Alkohol-, Cannabinoid-, Nikotin-, Opioid-, Amphetamin-Rezeptoren willkommen. Bei wiederholter Einnahme kommen dann mehr oder weniger rasch Veränderungen im Belohnungssystem hinzu. Das wollen wir haben, es bringt uns Motivation, Wollen, Glück und Euphorie. Dieses Belohnungssystem liegt wie auch viele der obigen Andockstellen im Zwischen- oder Mittelhirn. Dieses ist entwicklungsgeschichtlich viel früher entstanden als das Großhirn, mit dem wir denken, planen, Handlungen entwerfen, etwas wollen und so weiter.

Was bedeutet das? Seit Charles Darwins »Von der Entstehung der Arten« wissen wir, dass sich alles in uns im Wettstreit ums Überleben entwickelt hat. Dabei brachte ein Entwicklungsschritt Vorteile gegenüber anderen Lebewesen. Dem entspricht natürlich auch unsere Hirnentwicklung. Das heißt, dass die überlebenswichtigsten Funktionen **zuerst** entstanden sind und dass sich dann ergänzend Funktionen mit geringerer Wichtigkeit hinzugesellt haben.

Im Klartext: Durchbrechen wir die Leitungen im Stammhirn (kleinster Teil, tief im unteren Hirn), sind wir sofort tot (beispielsweise beim Genickbruch), da dort beispielsweise Atmung und Herzschlag reguliert werden. Dies ist also so gesehen unser mächtigster, wichtigster Hirnteil und damit auch der Älteste. Verletzungen des Zwischenhirns müssen uns nicht schaden (je nach Lage und Größe des Schadens). Im Großhirn kann es noch häufiger ungefährlich sein. So zeigte uns im Studium ein Professor (unter Gelächter) Röntgenbilder eines Gehirns eines Rechtsanwaltes, dessen gesamte rechte Hirnhälfte durch die Folgen eines Kopfschusses verschwunden war, der aber dennoch hervorragend seinen Beruf ausgeübt hatte. Das Großhirn ist also so gesehen unser unwichtigster Hirnteil; es hat sich zuletzt entfaltet.

Übertragen wir das nun auf Suchterkrankungen, heißt das, dass der unwichtigste Teil vernünftig ist und uns sagt »Lass es bleiben, der Alkohol schadet dir, du weißt, wie es endet, hör jetzt auf!«. Das Zwischenhirn antwortet: »Ach, hab dich doch nicht so, ein Schluck mehr oder weniger hat noch niemandem geschadet, ich kann es bestimmt kontrollieren, wir fühlen uns doch beide dabei so angenehm.« Und wer hat die Macht? Das viel wichtigere Zwischen- oder Mittelhirn! Schließlich gibt das Großhirn resigniert nach, und wir trinken wieder – gegen unsere Vernunft.

DIE SUCHTPERSÖNLICHKEIT GIBT ES NICHT

Gibt es eigentlich so etwas wie eine »Suchtpersönlichkeit«?

Diese Frage können wir heute klar mit »Nein« beantworten. Bei der Entwicklung süchtigen Verhaltens spielt unser »Belohnungssystem« (engl. reward system) eine entscheidende Rolle. Es ist Teil des Gefühlszentrums. Suchtstoffe wie Alkohol und Heroin, aber auch alle nicht stoffgebundenen Süchte (Internet-, Sex-, Ess-, Spielsucht) entwickeln sich aus diesem Belohnungssystem. Die Signalübertragung im System regelt vor allem der Botenstoff Dopamin, der uns Wollen, Freude, Begeisterung, Glücksempfindungen vermittelt. Er wirkt wie ein innerer Scheinwerfer, der unsere Aufmerksamkeit auf Angenehmes lenkt. Das lieben alle Menschen wie auch Tiere gleichermaßen. Außerdem werden von diesem System aus Gedächtnisbildung, Alarm- oder Panikreaktionen, Mitgefühl, Verlangen etc. mitgesteuert.

Wie kommt es zur Suchtentwicklung? Dazu muss man verstehen, dass Suchtstoffe im Hirn auf Andockstellen (Rezeptoren) »passen« (Cannabinoidsystem – Cannabis, NMDA/GABA – Alkohol, Endorphinsystem – Morphium/Heroin, Noradrenalinsystem – Amphetamine, Nikotinrezeptoren usw.). Deshalb werden wir nicht von Spargel abhängig – seine Inhalte »passen« eben nicht. Es gibt Risikofaktoren wie Erbgut, Alter, Geschlecht, traumatische Erlebnisse in Kindheit und Gegenwart.

Untersuchungen zeigen, dass wir bereits bei Erwartung einer Belohnung mit der Ausschüttung von Dopamin reagieren. Die Einnahme des Stoffes (Alkohol oder Heroin) oder die Verhaltenssucht (Spielen, Essen, Sex) haben anfangs oft den Charakter einer Belohnung. Mit deren Einnahme oder dem Handlungsvollzug bestätigen und verstärken wir dann nur noch den bereits bestehenden Handlungsentwurf. Der Volksmund weiß: »Vorfreude ist die schönste Freude«. Auf die Sucht bezogen wird aber so eine Entwicklung in Gang gesetzt, die uns immer weiter einengt. Wir bekommen eine Art Tunnelblick und verlieren schleichend unsere Freiheit und Macht, die ihre Entsprechung in unserem Großhirn haben. Das Gefühlszentrum und das Zwischenhirn übernehmen zunehmend die Kontrolle. Wir isolieren uns, ziehen den Stoff oder das Verhalten unserem sozialen Leben vor.

Heute kennen wir verschiedene Suchtkrankheiten (Cannabinoid-, Alkohol-, Nikotin-, Heroin-, Kokain-/ Amphetaminkrankheit). Alle sind chronisch und können nur durch Weglassen des Stoffes (Abstinenz) zum Stillstand gebracht werden. Die Heilungschancen sind unterschiedlich: Alkoholkranke haben eine sehr gute Prognose – vorausgesetzt, sie lassen sich behandeln. Heroinkranke können dagegen oft nur durch Drogenersatzstoffe (Methadon oder Buprenorphin) vor einem frühen Tod gerettet werden.

Gleichzeitig bestehen bei 60–80 Prozent der Patienten psychiatrische Krankheiten. Drogen scheinen vor allem diesen Patienten hilfreich (Selbstmedikation). Cannabis lindert eventuell Unruhe, Schlafstörungen und Begleitsymptome der PTBS (»Flashbacks«, »Kopfkino«) und chronische Schmerzen. Alkohol vertreibt Ängste und Panik bei Depressionen, Angsterkrankungen und Schizophrenien. Morphium macht »himmlisch ruhig« und entlastet den Depressiven vorübergehend ein wenig. Bei Phobien »helfen« ein, zwei Bier (Auftrittsangst bei Sozialen Phobien, Flugangst etc.). Amphetamine wirken umgekehrt auf die Hyperaktivität ADHS-Kranker beruhigend, ordnend. Alle Drogen sind aber als »Medikamente« falsche Freunde, lösen so die Sucht erst aus oder verstärken sie und verschlimmern meist die Situation des Patienten. Aktuelle Ausnahmen (beispielsweise Cannabis bei chronischen Schmerzen) bestätigen die Regel.

SUCHTTHERAPIE: FORTSCHRITTE ZU WENIG BEKANNT

»Alkoholmissbrauch und -abhängigkeit können als letzte Volkskrankheit bezeichnet werden, für die vorhandene und neue therapeutische Möglichkeiten noch nicht annähernd ausgeschöpft sind«, erklärte Prof. Klaus Mann, ehemaliger Inhaber des Lehrstuhls für Suchtforschung in Mannheim, bei einem Ärzteseminar in Hamburg.

Neuerdings werden die Trinkmengen, die noch unschädlich zu sein scheinen, immer weiter nach unten revidiert. Aktuell geht man davon aus, dass Frauen unter 20 Gramm Alkohol pro Tag (entspricht circa 0,20 Liter Bier beziehungsweise einem achtel Liter Wein) trinken dürfen, Männer 30 Gramm pro Tag (entsprechend circa 0,33 Liter Bier beziehungsweise 0,2 Liter Wein).

Darüber hinausgehende Mengen führen bereits in den Risikobereich für die Entwicklung von Alkoholabhängigkeit sowie Folgeschäden wie Leberzirrhose.

Die direkten Kosten der Krankheit summieren sich auf gut acht Milliarden, die indirekten Kosten sogar auf 11,9 Milliarden Euro jährlich. Nach Berechnungen amerikanischer Experten spart jeder Dollar, der in die Suchtbehandlung gesteckt wird, vier bis sieben Dollar im Gesundheitswesen. Erschütternd ist die Tatsache, dass bei einer traditionellen ambulanten Entgiftungsbehandlung 40 Prozent der Patienten nach acht Jahren verstorben sind und nur fünf Prozent abstinent leben. Bei einer qualifizierten stationären Behandlung bleiben dagegen 60 bis 67 Prozent der Patienten dauerhaft abstinent.

Allerdings gäbe es schon aus Kostengründen einen gewissen Trend zur ambulanten Entgiftung, die dann aber hohen Qualitätsstandards genügen müsse, so der Tenor aller Beteiligten. Trinkt man regelmäßig zu viel, löst man im Gehirn Reaktionen auf Angebot und Nachfrage aus, die denen auf einem Marktplatz ähneln.

Alkoholzufuhr bedeutet dabei eine hohe Nachfrage nach Rezeptoren (»Andockstellen«, vor allem erregende NMDA (Glutamat)- und eher »bremsende« GABA-Rezeptoren), worauf das Gehirn diese vermehrt bildet (Angebot).

Untersuchungen zeigen im Vorderhirn Veränderungen an den NMDA/Glutamat-Andockstellen. Deren Anzahl wird durch dauernde alkoholische Beeinflussung herunterreguliert,was maßgeblich zu Rückfällen beitragen soll. Bei Absetzen von Alkohol melden sich die sehr empfindlichen Rezeptoren und verlangen wieder nach der Befriedigung ihrer Bedürfnisse. Das Ergebnis sind Entzugssymptome wie Unruhe, Erregbarkeit, Zittern und Schlafstörungen, manchmal sogar Krampfanfälle und im schlimmsten Falle Delirien sowie potenziell lebensbedrohliche Bewusstseinsminderungen mit Halluzinationen und Unruhe, die einen Notfall darstellen und auf einer Intensivstation behandelt werden müssen. Nach mehreren Tagen klingt das Delir ab und hinterlässt nicht selten ein eingeschränkt leistungsfähiges Gehirn.

Auch beeinträchtigt jeder Entzug das Gehirn weiter, weil etwa Hirnregionen wie der Hippocampus, der ins Lernen und Erinnern eingebunden ist, zunehmend geschädigt werden. Andererseits werden diese Hirnareale beim Fehlen von

Alkohol zunehmend empfindlich (»Kindling«), was schließlich zu den gefährlichen Delirien führen kann.

Amüsant ist, das inzwischen zahlreiche Beispiele aus dem Tierreich bekannt sind: Elefanten, Affen, Meerschweinchen und andere laben sich gerne an alkoholisch vergorenen Früchten.

Durchaus wirksame medikamentöse Unterstützung erfährt ein Teil der Patienten durch das Mittel Naltrexon, das dem suchterzeugenden Anstieg der gehirneigenen Morphine (Endorphine) entgegenwirkt und statistisch Trinktage und Trinkmenge und dadurch die Krankenhauseinweisung reduziert.

Im Vordergrund stehen aber psychotherapeutische und sozialpsychiatrische Therapieformen, beispielsweise das »Motivationale Interviewing« (Miller/Rollnik, 1991).

LIEGT ALKOHOLSUCHT IN DEN GENEN?

Themen der Suchtmedizin haben starke gesellschaftliche und ökonomische Relevanz. So erzeugen alleine Alkoholmissbrauch und -abhängigkeit in Deutschland im Jahr 2014 rund 20 Milliarden Euro Kosten.

Die Grundlagenforschung liefert neue Erkenntnisse über die Angriffsstellen von Alkohol an Zellmembranen. Es gibt zwar keine Vererbung der Alkoholkrankheit direkt, aber wohl Anlagen zur Krankheit, die genetisch weitergegeben werden. Das heißt, dass die genetische Festlegung des Alkoholstoffwechsels zwischen den Menschen und auch zwischen Kulturen unterschiedlich zu sein scheint. Dies betrifft vor allem die Aktivität der Alkohol abbauenden Zerschneidestoffe (Enzyme) wie Alkohol- und Acetaldehyd-Dehydrogenase. An diesen Unterschieden sind bis zu 150 Gene beteiligt. Es gelang,

Bereiche im Erbgut und Gene zu identifizieren, die am Risiko, eine Alkoholkrankheit zu entwickeln, beteiligt sind. Die Bedeutsamkeit spezifischer Rezeptoren des Glutamatsystems (Glutamat ist ein Botenstoff für Hirnsignale) wurde mehrfach bestätigt.

Auch die Kernspin- und die Positronen-Emissions-Tomografie, mit denen die Forscher dem Gehirn quasi beim Denken, Wahrnehmen, Fühlen und Wollen zusehen können, erbrachten neue Befunde. So kann heute in Ansätzen die Rückfallgefährdung bildhaft dargestellt werden. Diese ist am höchsten, wenn das Gehirn intensive Aktivität auf Reizbilder (Bierflasche, Stammkneipe) zeigt. Schlüsselfunktionen haben hierbei Gruppen von Nervenzellen, die als Belohnungssystem und als Suchtgedächtnis bezeichnet werden und wohl vorwiegend vom Botenstoff Dopamin angeregt werden.

Auch kann der Abbau von Hirnsubstanz bei dauernder Alkoholzufuhr und deren Neuaufbau bei Verzicht auf Alkohol (Abstinenz) verfolgt werden. Abstinente alkoholkranke Versuchstiere bilden mehrere 100.000 Zellen pro Monat neu.

Das Mittel Acamprosat hilft scheinbar dort am meisten, wo ein hoher Glutamatspiegel im Gehirn vorliegt. Es wird aber kaum verschrieben. Die Gründe hierfür bleiben unklar; es scheint aber so zu sein, dass in co-therapeutischen Kreisen, wie beispielsweise der Sozialarbeiterschaft oder bei Psychologen, die im Rahmen ambulanter Vor- und Nachsorgeprogramme (Diakonie, Caritas etc.) viele Patientenkontakte haben, eine weit verbreitete Skepsis und auch Angst gegenüber medikamentösen Hilfen besteht. Schließlich wäre ja die eigene Berufsexistenz gefährdet, wenn die Industrie erfolgreich Medikamente gegen Suchtverlangen etablieren könnte.

Hier müssen weiter Vorurteile und Ängste abgebaut werden, denn es kann nur die Kombination aus Medikation, Vor- und Nachsorge wirklich erfolgreich funktionieren. Interessant ist, dass das Präparat seit Markteinführung in den USA ähnlich unerklärlich niedrige Verkaufszahlen aufweist.

Seit September 2010 ist zudem Naltrexon in Deutschland zugelassen. Hier empfiehlt man, entweder Acamprosat oder Naltrexon als Anti-Craving-Substanz (Mittel gegen Suchtdruck) einzusetzen und erst nach einem Scheitern beider Präparate eine Kombinationsbehandlung zu beginnen.

Als eine Art Wundermittel gegen Rückfälle gilt seit der Buchveröffentlichung des selbst erkrankten Kardiologen Dr. Ameisen das Mittel Baclofen, lange bekannt als relaxierendes Mittel gegen Muskelspastik. Hiermit soll der Patient durch individuelle Dosierung situationsangepasst sein Suchtverlangen unterdrücken können. Nebenwirkungen sind bisher nicht bekannt. Allerdings sind die wissenschaftlich verfügbaren Daten ernüchternd.

Im Mittelpunkt des therapeutischen Interesses stand das Motivationale Interviewing (MI) nach Miller und Rollnick, das seinen Siegeszug längst durch alle Expertenkreise hindurch angetreten hat und dessen wesentliche Elemente Verständnis, Empathie, Begleitung, Stärkung der Eigenmotivation, Akzeptanz des und Arbeit am Widerstand des Patienten jeder moderne Suchttherapeut beherrschen sollte.

Eine deutsche Arbeitsgruppe konnte nachweisen, dass Gene für unsere »inneren Uhren«, beispielsweise für den Tag-Nacht-Rhythmus (clock genes) eng mit dem Craving (Suchtdruck) gekoppelt sind. Unsere inneren Uhren werden von einem kleinen Zentrum im Gehirn (Nucleus suprachiasmaticus) »dirigiert«. An Fliegen und Mäusen, deren Gene manipuliert waren, konnten die Forscher zeigen, dass sich das Suchtverhalten nach Abschalten des sogenannten Per2-Gens dramatisch erhöhte. Das Bindeglied bildet hier der sogenannte Glutamat-Transporter, der durch die innere Uhr reguliert wird. Schaltet man nun das Per2-Gen ab – und damit dessen Steuerung des Glutamat-Rezeptors (Andockstelle) –, dann häuft sich über die innere Uhr Glutamat zwischen den Nervenzellen an, was zur Erregung führt und ein Suchtverhalten des Betroffenen nach Dämpfung (durch Alkohol) verstärkt. Alkohol stellt dann eine Art Selbstmedikation dar, um sich zu beruhigen.

Möglich gemacht wurden diese Funde unter anderem durch ungeheure Fleißarbeit von Forschern bis in den Dschungel von Borneo. Dort entdeckte man eine Palme, die selbstständig Alkohol produziert, an der sich quasi symbiotisch regelmäßig ein Ur-Nagetier betrinkt (Federschwanz-Tupaia): in einer Größenordnung von etwa 4 g Alkohol pro kg Körpergewicht. Dies entspräche beim Menschen 1 Flasche Schnaps pro Tag.

DROGEN GEGEN SUCHT

Wer kennt sie nicht, die Schlagzeilen »Anzahl der Drogentoten gestiegen«, »Einstiegsalter in Drogenkarriere immer früher«, »Drogenkartelle agieren weltweit mit immensen Profiten«. Dies soll uns Eltern alarmieren, wachsam gegenüber den Verführungsversuchen der Drogendealer zu bleiben.

Als Ärzte müssen wir jedoch auch helfen, wenn jemand kriminell oder illegal handelt. Die Heroinabhängigkeit ist eine lebenslange chronische Krankheit. Sie betrifft circa 120.000 Menschen (zum Vergleich: Es gibt circa 4,5 Millionen Alkoholabhängige, wovon 2 Millionen nicht mehr trinken, und ca. 10 Millionen, die mehr oder weniger stark alkoholgefährdet sind). Meist sind die Patienten von verschiedenen Suchtmitteln gleichzeitig abhängig (Polytoxikomanie). 60–80 Prozent leiden daneben an psychiatrischen Störungen wie Depressionen, Angsterkrankungen, Persönlichkeitsstörungen, ADHS

(Zappelphilipp-Syndrom) oder Schizophrenie. Fast immer verlief die Kindheit der Kranken problematisch bis katastrophal; kaum wird man Patienten finden, die in einem Klima von Vertrauen, Liebe und Zuwendung aufwuchsen.

Die Krankheit beginnt nach 2 bis 3-maliger »i.v.« (intravenöser) Injektion. Es entwickelt sich ein unwiderstehlicher Drang (engl.: craving), Heroin zu konsumieren; die Dosis steigt auf das 20-fache der für Gesunde tödlichen Dosis (Toleranz). Grundlage dafür ist die Veränderung des hirneigenen sogenannten Belohnungssystems. Für die Befriedigung des Cravings gehen die Kranken jedes Risiko ein, stehlen, prostituieren sich, dealen usw. (Beschaffungskriminalität). Bei Abstinenz treten nach 4–6 Stunden Entzugserscheinungen auf.

Schon kleinste Erinnerungsfetzen an die Umstände des früheren Konsums (Suchtgedächtnis) können Craving auslösen und zum Rückfall führen. Der Tagesablauf wird völlig vom Rhythmus der Heroinwirkung bestimmt. Die Patienten vernachlässigen ihre Nahrungsaufnahme, brechen die Schule ab, verlieren den Arbeitsplatz. Der gesundheitliche Zustand verschlechtert sich rapide.

Unbehandelt verläuft die Krankheit oft tödlich. Todesursachen sind Lungen-, Leber-, Hirn- oder Herzschäden sowie AIDS (die Folge der Lebensweise und der Begleitdrogen sind; Heroin selbst ist in diesem Sinne selten gefährlich), Überdosierungen (»goldener Schuss«), Selbstmorde, Unfälle.

Die wichtigste Behandlungsmethode ist inzwischen der Ersatz des Heroins durch Methadon/Polamidon oder Buprenorphin (Substitutionstherapie). Bei richtiger Dosierung verschwindet das Craving für ein (Methadon) bis drei Tage (Buprenorphin) meist ganz. Der Patient kann wieder beginnen, einen »normalen« Alltag aufzubauen.

Rätselhaft erscheint, warum in Deutschland nur wenige Patienten mit dem zwar teureren, aber etwas verträglicheren und besser anwendbaren Buprenorphin behandelt werden. Die Behandlung muss einem Gesamtkonzept folgen (Psychiater und Psychotherapeut, Drogenberatungsstelle etc.). Sie steht unter Kontrolle der Kassenärztlichen Vereinigung (KV). Grundlage bildet das Betäubungsmittelverordnungsgesetz (BTMG), das hohe Anforderungen an die Behandler stellt. Unter anderem muss regelmäßig der sogenannte »Beigebrauch« anderer Substanzen in Urin und Atemluft (wegen der Gefahr der Atemdepression – also Todesgefahr – bei Kombination Alkohol/Beruhigungsmittel/Methadon) kontrolliert werden.

Leider ist die Behandlung von Suchtpatienten unter Ärzten immer noch unbeliebt, auch in meiner Gruppe, der Psychiater und Psychotherapeuten. Dies ist umso bedauerlicher, als meine Kollegen alle eigentlich »von Natur aus«, also durch unsere hoch qualifizierten Fortbildungsinhalte zum Erwerb dieser Facharztbezeichnung, zur Suchttherapie geeignet sind. Wir sind in Suchtfragen mit Abstand am besten ausgebildet.

Persönliche Befragungen von Kollegen zeigen mir leider ein recht einheitliches Bild der Ablehnung: Man möchte keine Suchtpatienten in der Praxis haben, da diese die anderen Patienten abschrecken könnten, oft lügen, man unsicher ist, wie man mit ihnen umgehen soll. Außerdem schreckt die – allerdings nur anfangs – anspruchsvolle Organisation ebenso wie die vermeintlich schlechte Bezahlung und der Druck des Gesetzgebers auf die Behandler ab. Die Ablehnung wird weiter verstärkt durch die teilweise unsinnige Bürokratie. Das hat zur Folge, dass immer weniger immer ältere Ärzte immer mehr Patienten behandeln müssen, was die Kapazitätsgrenzen der Praxen teilweise überschreitet und zwangsläufig zulasten der Qualität geht. Hier müssen Gesetzgeber und Kassenärztliche Vereinigungen kreative Wege finden, um eine Unterversorgung der chronisch Kranken in Zukunft zu vermeiden.

DAS CANNABIS-DILEMMA

Frage: »In meiner Familie sind schwere psychische Erkrankungen bekannt.Meine 18-jährige Tochter ist leider psychisch auffällig. Jetzt wurde Cannabis für Erwachsene freigegeben. Was soll ich meiner Tochter raten?«

Antwort: »Sie sollten Ihrer Tochter unbedingt vom Cannabis-Konsum abraten, da er beispielsweise die Entwicklung einer Schizophrenie beschleunigen und sogar auslösen kann.

Was sollte man medizinisch zum Umgang mit Cannabis wissen?

Zunächst ist wichtig, dass der Deutsche Bundestag am 23. Februar 2024 das Gesetz zum kontrollierten Umgang mit Cannabis und zur Änderung weiterer Vorschriften (Cannabisgesetz) beschlossen hat. Am 22. März 2024 wurde das Cannabisgesetz im Bundestag beraten und gebilligt.

Das Inkrafttreten des Cannabisgesetzes erfolgte in 2 Stufen: Das Gesetz ist mit Ausnahme der Regelung zu Anbauvereinigungen und zur Tilgung von Einträgen im Bundeszentralregister, am 1. April 2024 in Kraft getreten. Die Regelungen zum Eigenanbau in Anbauvereinigungen sind am 1. Juli 2024 in Kraft getreten. Am 1. Juli 2025 treten die Regelungen zur Tilgung von Einträgen im Bundeszentralregister in Kraft.

Ab dem 1. April 2024 können Ärzte Cannabis zu medizinischen Zwecken auf dem »normalen« Rezept verordnen. Ein Betäubungsmittelrezept ist hierfür nicht mehr nötig. Mit der Teil-Legalisierung von Cannabis unterliegt die Verordnung von Cannabisarzneimitteln nicht länger dem Betäubungsmittelgesetz.

2020 zeigte eine Statistik, dass von den 18 bis 25-Jährigen 46,4 Prozent »zumindest einmal probiert« haben und gut 6 Prozent der 18 bis 64-Jährigen innerhalb der letzten 12 Monate. EU-weit haben im ganzen Leben 27,2 Prozent einmal probiert (gut 90 Millionen Menschen). Männer tun dies doppelt so häufig wie Frauen. 2018 waren 0,3–0,9 Prozent abhängig von Cannabis oder betrieben Missbrauch.

Cannabis hat sehr viele Inhaltsstoffe, hier sind vor allem THC (Tetrahydrocannabiol) und CBD (Cannabidiol) von Bedeutung. Das körpereigene »Endocannabinoidsystem« funktioniert über die Rezeptoren (Andockstellen) CB1 überwiegend im Lern-, Gedächtnis- und Angstzentrum wie eine »rückwärts wirkende Bremse«, in Leber, Niere und Lunge und über CB2 an Zellen des Immunsystems sowie des Magen-Darm-Traktes. Aktiviert reguliert es Appetit, Stimmung, Emotion und Motorik. Es entstehen milde schmerz-, entzündungs- und übelkeitsdämpfende Effekte.

Vor allem gegen sogenannte neuropathische Schmerzen (brennende und einschießende Ruheschmerzen sowie Formen erhöhter Schmerzempfindlichkeit, beispielsweise bei diabetes- oder herpesbedingtem Schmerz) kann es erfolgreich sein. Es wird als Zusatz (Add-on) bei einem nicht gut wirksamen ersten und zweiten Medikamentenversuch empfohlen (das heißt, die Schmerzen wurden zu weniger als 30–50 Prozent gelindert).

Das als Droge gerauchte Cannabis kann Schübe der Schizophrenie (Psychosen) bei bereits Erkrankten auslösen und verstärken. Außerdem beginnt die Erkrankung bei Usern durchschnittlich 2,7 Jahre früher (beziehungsweise wird früher bemerkbar). Durch das Rauchen von Cannabis treten Episoden von bipolaren Störungen (manisch-depressiv) dreifach häufiger auf. Es kann zu Verwirrtheit, Schläfrigkeit, Appetitstörung, Schwindel, Erbrechen, Angstattacken über Stunden sowie Durchfall kommen.

Für die mäßig positiven Wirkungen verantwortlich ist wohl vor allem CBD, das eben nicht euphorisiert und damit wenig interessant für die zahlreichen Drogenkonsumenten ist. Es löst auch keine Psychosen aus.

Die bisherigen Untersuchungen zu psychischen Störungen aller Art (ADHS, Psychosen, Depressionen, Demenz,

Anorexia, Suchtkrankheiten, Tourette) ergaben im Mittel bisher eher Nachteiliges für den Patienten. Bei der PTBS und der Sozialen Phobie (siehe Kapitel hier im Buch) gibt es noch begründete Hoffnungen auf einzelne positive Effekte (Linderung von Alpträumen, Reduktion der Angst nach Einmalgabe) [2].

Allerdings sind die empfohlenen Produkte (Dronabinol, Nabilon und Nabiximol) meist gut verträglich, da sie geschluckt und nicht geraucht werden, was zu längerer Wirksamkeit, geringeren Blutspiegeln und fehlendem »Flush« (Rauscheffekt) führt. Diese Patienten klagen vermehrt nur über Schwindel.

Im Hinblick auf den Straßenverkehr wird weiter diskutiert, wie man mit positiv auf Cannabis getesteten Personen umgehen soll.

Hier schließlich noch die aktuellen (2021) wissenschaftlichen Einschätzungen, ob und bei welchen psychischen Störungen medizinische Cannabisprodukte hilfreich sein können. Dabei wird beklagt, dass teilweise viel zu wenig Daten vorliegen:

- Schizophrenie: **keine** Verbesserungen.
- Entzug von Opiaten: unklar, evtl. leichte Besserung der Entzugssymptome.
- Entzugsbehandlung von Cannabinoiden: wirksam.
- Demenz: unwirksam.
- Tourette-Syndrom: unwirksam.
- Angststörungen und Soziale Phobie: vereinzelt gute Angstreduktion, statistisch gering, unklar.
- Posttraumatische Belastungsstörung: Weniger Alpträume, Besserung des allgemeinen Wohlbefindens.
- Anorexia Nervosa: Gewichtszunahme bei schweren Verläufen, bessere physische Aktivität.
- ADHS: unwirksam.
- Depression: unklar, unwirksam.

Dies kann ich alles soweit aus meiner Praxis bestätigen (bezüglich Demenz und Tourette habe ich keine Erfahrungen).

Alzheimer

ALZHEIMER: IMMER BESSER BEHANDELBAR?

Alzheimer-Krankheit – diese Diagnose löst bei fast allen Betroffenen Angst und Verzweiflung aus. Zurzeit leiden in Deutschland gut 7 Prozent der über 65-Jährigen daran; das sind 1,1 Millionen Menschen. Im Jahr 2030 soll diese Zahl bereits 1,5 Millionen betragen, um dann 2050 auf 2 Millionen zu steigen.

Dies stellt enorme Herausforderungen an die Sozialsysteme. Forschende versuchen verzweifelt, neue Medikamente zu finden und die Versorgungsstrukturen zu verbessern. Eine Verlängerung der häuslichen Versorgungszeit könnte zu hohen Kosteneinsparungen führen.

Auch wenn die Symptome für den erfahrenen Arzt oft eindeutig erscheinen, so ist die Krankheit doch, auch 2023 noch, sicher erst nach dem Tod durch Untersuchung des Hirngewebes diagnostizierbar. Dort findet man dann sogenannte »Amyloid-Plaques« und Bündel von »Neurofibrillen«. Diese bestehen vorwiegend aus fehlerhaften und schlecht abgebauten Eiweißstücken. Außerdem zeigen sich Verluste von Nervenzellen und untergegangenen »Axonen« (Nervenfortsätzen), sowie von »Synapsen« (dort werden Signale von Zelle zu Zelle übertragen). Dies ist bei der Alzheimer-Krankheit vor allem im vorderen, seitlichen und hinter-mittigen Hirnbereich (frontal, temporal, parietal) nachweisbar. Auch heute noch gelten fast alle Beobachtungen, die der deutsche

Arzt, Alois Alzheimer, in seinem Bericht 1906 der Welt mitteilte.

Eine klare Vererbung wird nur bei den sehr seltenen frühen Formen der Alzheimer Krankheit (30–55 Jahre) festgestellt. Die viel häufigere Form der »Alzheimer-Krankheit mit spätem Beginn« (älter als 65 Jahre) tritt meist zufällig auf, mit Mutationen am E4-Teil des ApoE-Gens, als einzig gesichertem genetischen Risikofaktor.

WIE KANN MAN DIE DIAGNOSE STELLEN?

Am Anfang stehen die Erstellung des »psychopathologischen Befundes« (siehe Kapitel Psychiater oder Psychologe) und das Gespräch mit den Angehörigen. Dann folgt die Testpsychologie mit dem Minimental-Status-Test (MMS), dem DEMTECT, an Kliniken auch der ADAS-Cog-Test, sowie Untersuchungen wie die MNR (Kernspintomografie), die CCT (Hirn-Computertomografie) und das EEG (Elektroenzephalogramm) [a] [b]. Auch kann in frühen Stadien eine Liquor (Rückenmarksflüssigkeit)-Untersuchung sinnvoll sein [c]. Beim Hausarzt sollte ein EKG und ein Röntgen-Thorax angefertigt, sowie eine Blutuntersuchung durchgeführt werden. Eine gute Kooperation zwischen Hausarzt, Psychiater und eventuell klinischem Geriater (Altersmediziner), Neurologen und Radiologen ist angesichts der Vielzahl von Problemen, die die Erkrankung auslöst, unverzichtbar. So kann man auch die 6 Prozent von Demenz betroffenen Menschen erkennen und behandeln, die wieder reversibel (umkehrbar) sind!

Insgesamt ähnelt die Diagnose einem Puzzle. Je mehr Teile man findet, desto deutlicher wird das Bild.

WIE KANN MAN PATIENTEN MIT DER ALZHEIMER-KRANKHEIT BEHANDELN?

Der Patient ist oft traurig, ängstlich und bedrückt, wenn er seine Veränderungen noch wahrnehmen kann, leidet im Laufe der Zeit gelegentlich auch an »echten« Depressionen, benimmt sich zudem manchmal aggressiv oder ängstlich, entwickelt Schlaf- und später sogar Wahrnehmungsstörungen (Wahn, Halluzination).

Medikamente, gezielt eingesetzt, können hier oft entscheidend helfen (z. B. bei Depressionen, Verhaltensstörungen) oder lindernd wirken. Zuverlässige psychotherapeutische Ansätze gibt es kaum. Neue Entwicklungen orientieren sich am »kognitiven« Zustand (je nachdem, wie weit Denk- und Erinnerungsfähigkeit, Planen, Organisieren, Sprechen, Rechnen etc. geschädigt sind).

Bei gesunden älteren Menschen kann man durch »kognitives Training« (nicht zu verwechseln mit dem wirkungslosen »Gehirnjogging«) noch ungenutzte Kapazitäten (sogenannte kognitive Reserve) freisetzen. Solch angeleitetes Üben mit Aufgaben zum Gedächtnis-, Aufmerksamkeits- und Problemlösebereich überträgt der Übende dann nachhaltig auf seine Gehirnfunktion insgesamt (Transfereffekt). Dies kann das Gehirn noch jahrelang etwas schützen.

Im Stadium der »leichten kognitiven Störung« (LKS) existieren aktuell noch keine anerkannten Verfahren. Dies ist verbesserungswürdig, da 3–19 Prozent aller Menschen über 65 Jahren LKS haben; davon wiederum entwickeln 15 Prozent **jedes** Jahr eine Demenz, meist eine Alzheimer-Krankheit. Besonders gefährdet sind dabei Menschen, die sowohl Gedächtnis- als auch weitere kognitive Störungen aufweisen (Gedächtnis plus).

Die Schulung und Betreuung/Begleitung von Angehörigen verzögert die Heimaufnahme genauso gut, wie die ebenfalls notwendige Medikamenteneinnahme. Auch Betrauern der geistigen Verluste und Vermittlung praktischer Hilfen helfen etwas weiter.

Bestehen bereits gröbere Gedächtnis-, Denk-, Verhaltens- und Wahrnehmungsprobleme, sodass wahrscheinlich eine Alzheimer-Krankheit vorliegt, können spezielle Techniken [d] zum Einsatz kommen. Außerdem müssen die Angehörigen, wann immer es geht, motiviert und informiert werden. Ihnen kommt in der Behandlung besondere Bedeutung zu.

Kognitive Rehabilitationsstrategien sind sehr aufwendig - eine Art auf das Individuum zugeschnittene Teamarbeit - und können ebenfalls Erfolge aufweisen. Bei jedem Training sollte vermieden werden, dass der Patient mit seinen Defiziten konfrontiert wird.

Medikamentös sollen die Amyloid-Antikörper Lecanemab und Donanemab die kognitiven Einbußen in frühen Stadien um 27 Prozent verzögern. Dies zeigen Studien mit Gedächtnistests. Die Wirksamkeit ist auf eine passive Immunisierung gegen besonders toxische Amyloid-Teilstücke (A-Beta) zurückzuführen. Voraussetzungen sind eine möglichst frühe Erkennung der Symptome (siehe oben), sowie eine Risikoabwägung aufgrund von Nebenwirkungen (vor allem Schwindel ,aber auch bisher drei unklare Todesfälle, die mit Hirnblutungen in Zusammenhang mit der Einnahme stehen könnten). Die den Mitteln aktuell zugeschrieben statistischen Erfolge erinnern mich allerdings an die Bewerbung bisher existierender Mittel. Diese sollen gegen den Zelltod beziehungsweise Funktionsverlust der Zellen wirken, sogenannte AChE-Hemmer (Rivastigmin, Donezepil, Galantamin, als Tabletten oder Pflaster). Sie verzögern das Fortschreiten (statistisch) für circa 1 Jahr, wenn sie frühzeitig gegeben werden. Immer wieder wird diskutiert, ob die vagen wissenschaftlichen Befunde die extremen Medikamentenkosten begründen können. Positiv ist zumindest, dass diese

Mittel nicht selten zu Verhaltensbesserungen unruhiger oder aggressiver Patienten beitragen. Memantine verbessert möglicherweise die Funktion geschädigter Zellen und sollte, wenn verträglich, zusätzlich mit den AChE-Hemmern verabreicht werden (»Cocktail«). Die Wirksamkeit aller zur Verfügung stehenden Mittel bleibt wissenschaftlich jedoch umstritten.

Gegen Verhaltensstörungen, Wahn, Halluzinationen, Schlafstörungen etc. gibt es weitere, besser begründete Medikamente, die aber ebenfalls immer wieder in ihrem Nutzen abgewogen werden müssen. Nicht sinnvoll sind Ansätze mit Östrogenen, Entzündungshemmern (beispielsweise »Aspirin«), Kupfergabe, sowie cholesterinsenkende Mittel. Ebenso wenig braucht der Patient Vitamin- und »Aufbau«-Präparate, Ginkgo-biloba, speziell Vitamin E, Naftidofuryl, das Schlangengift Tacrin und Ähnliches. Es gibt heute Alzheimer-Selbsthilfegruppen, deren Adresse man beim Haus- oder Facharzt erfragen kann. Betroffene können auch die zum Teil hervorragenden Angebote im Internet nutzen.

TROTZ ERNÜCHTERUNG: LEBENSWERTE JAHRE STATT VERFALL

Vor Kurzem hat sich der bekannte US-Pharmakonzern Pfizer ganz aus der Forschung zur Alzheimer-Krankheit zurückgezogen, da er die Entwicklung wirksamer Medikamente pessimistisch sieht.

Dennoch ist Platz für vorsichtigen Optimismus, wie beispielsweise im Rahmen des Projektes »PreDaDQol«, einer Kooperation zwischen der Universität Köln und der Universität Barcelona. Dort heißt es: »... weiß man, dass Alzheimer im Zusammenhang mit der Ansammlung bestimmter Proteine in der Gehirnflüssigkeit steht«. Die ersten Biomarker, die über diese Proteinablagerungen Aufschluss geben, wurden vor über 15 Jahren entdeckt. Mithilfe der bildgebenden Technologie der Positronenemissionstomografie (PET) ist es inzwischen zudem möglich, die Ablagerungen im Gehirn von Alzheimer-Patienten sichtbar zu machen. Der Demenz geht bei der Alzheimer-Krankheit eine langjährige Phase voraus, in der die Patienten eine leichte kognitive Störung (mild cognitive impairment, MCI) aufweisen. MCI-Patienten haben ein erhöhtes Risiko, eine Demenz zu entwickeln. So konnte in Längsschnittstudien gezeigt werden, dass eine große Anzahl der Patienten mit MCI, bei denen die Biomarker auf eine Alzheimer Pathologie hinwiesen, innerhalb von fünf Jahren an einer Demenz erkrankten. Die Früherkennung der Alzheimer-Krankheit erlaubt zudem eine frühe Behandlung und Modifikation von Risikofaktoren. Zukünftig wird eine Demenz eventuell durch eine frühe spezifische Therapie aufhaltbar sein…

Neue Hoffnungen werden nun in die Entwicklung von Medikamenten gesetzt, die gegen das sogenannte Tau-Protein und dessen hirnvergiftende Eigenschaften gerichtet sind (Lecanemap und Donanemab, siehe oben). Chronische Entzündungsprozesse, vor allem durch Mikroglia-Zellen (Neuroinflammation), sollen besser erforscht und bekämpft werden. Man versucht Faktoren wie Blutdruck, Ernährung und körperliche Aktivität positiv zu beeinflussen, da man sich davon zumindest eine Verringerung der leichten kognitiven Störung (MCI) verspricht. Jeder 5. Patient mit MCI wird eine Alzheimer Krankheit entwickeln.

Auch in die Beeinflussung des sogenannten »glymphatischen Systems« werden Hoffnungen gesetzt. Dies organisiert analog dem lymphatischen System im Körper, das am Gehirn endet, die »Müllabfuhr« über Verwirbelungen des Hirnwassers (Liquor) bis in die kleinsten Ecken des Zentralnervensystems, einschließlich der oben beschriebenen »Abfälle« Amyloid und Tau-Protein.

AUSZUG AUS DEM BERICHT VOM MÖNCHENGLADBACHER PSYCHIATRIE-KOLLOQUIUM (2009)

»Es ist normal, dass man sich weniger merken kann, wenn man älter wird, und dass man länger braucht, bis einem etwas einfällt« (Gabriela Stoppe, ehemalige Professorin für Psychiatrie an der Universität Göttingen). Sich Zeit zu nehmen und einen Zettel zu schreiben, damit der Einkauf schneller geht, ist für sie noch kein Anlass zur Sorge. Bedenklich wird's erst, wenn Menschen Probleme bekommen, sich überhaupt an Begriffe zu erinnern oder diese andauernd vertauschen (»Tomate« statt »Banane« sagen). Viele Angehörige merken Zeichen von Alzheimer erst bei einem gemeinsamen Urlaub mit dem erkrankten Menschen. In alltäglichen Abläufen findet er sich plötzlich nicht mehr zurecht und plötzlich weiß er nicht mehr, wo sein Zimmer ist. Dann wird es höchste Zeit, zum Psychiater oder Neurologen zu gehen oder sich bei einer »Gedächtnissprechstunde« einer Klinik anzumelden.

»Es ist zwar fraglich, ob Alzheimer jemals geheilt werden kann, aber das ist bei Diabetes und hohem Blutdruck auch nicht der Fall. Es geht darum, den Patienten individuell einzustellen und ihm lebenswerte Jahre zu verschaffen, anstatt ihn gleich aufzugeben. Wir wissen inzwischen, dass alles, was fürs Herz gut ist, auch dem Hirn wohltut«, sagt Gabriela Stoppe.

Fazit: Es ist vieles in Bewegung; vieles, was eben noch Hoffnung machte oder als wahr galt, ist heute wieder »Schnee von gestern« - aber auch, weil es eben neuere, bessere Erklärungsmodelle gibt, die vielleicht neue Behandlungsansätze nach sich ziehen werden. Ich glaube, dass uns Ärzte das irgendwann doch von unserer Hilflosigkeit befreien wird.

Zwangsstörungen

SCHEINBAR ZWANGLOS

Der Patient sitzt unruhig auf dem Stuhl. »Doktor, ich muss dauernd zählen – nur die ungeraden Zahlen; tue ich es nicht, dann fürchte ich, es passiert etwas Schreckliches. Ich weiß, dass das sinnlos ist, kann aber nicht anders«. Eine Frau berichtet: »Ich bügele und putze bis zu 8 Stunden, nichts ist sauber genug, jeden Tag. Die Familie ist genervt, ich habe keine Freizeit mehr. Tue ich es nicht, habe ich unerträgliche Spannungen«. Beide Patienten schämen sich, beide wissen, dass es »nicht normal« ist. Sie leiden an Zwangssymptomen, können diese nicht mehr steuern.

Man unterscheidet Handlungszwänge (ordnen, kontrollieren, sich waschen) und Zwangsgedanken (zählen oder sich aufdrängende, als ich-fremd erlebte sexuelle oder aggressive Gedankeninhalte). Der Psychiater wird genau nachfragen, denn es gibt ein weites Feld von »normalem« Verhalten (gerne Ordnung am Schreibtisch halten, ohne viel Zeit zu verwenden) bis hin zu sogar psychotischen Zwangszuständen. Außerdem wird er Tests durchführen (beispielsweise Y-Bocs oder das Hamburger Zwangsinventar, bei neu aufgetretenen Zwängen, bei über 50-Jährigen, auch ein MRT). Oft erkennt man zusätzlich Depressionen, Angst- und Panikattacken oder posttraumatische Belastungsstörungen.

Manche Menschen zeigen lediglich zwanghafte Verhaltensmuster, ohne je deutliche Zwangssymptome zu entwickeln. Man nennt das eine »anankastische Persönlichkeit«. Diese

Menschen sind stark leistungsorientiert, zweifeln oft, sind sehr vorsichtig, da sie ständig damit beschäftigt sind, Katastrophen vorzubeugen. Sie denken meist negativ, ordnen oder planen viel, beschreiben sich als »110-Prozentige«.

Die Krankheit beginnt (vor allem bei Jungen) bei 25 Prozent zwischen dem 7. und 12. Lebensjahr, nach dem 30. Lebensjahr finden sich nur noch wenige Fälle. Das Geschlechterverhältnis dreht sich mit dem Älterwerden um. Erbfaktoren sind gesichert, erklären aber nur circa 50 Prozent der Symptomatik. Bei 20 Prozent verliert sich die Problematik im Laufe des Lebens wieder, ein schwankender Verlauf erscheint prognostisch günstiger, als ein von Beginn an chronischer Verlauf. Im Gehirn scheint das Gleichgewicht zwischen bestimmten Nervenzellen gestört zu sein. So scheint im Vorderhirn eine Verbindung zu motorischen Zentren (Stammganglien) und dem Thalamus zu stark aktiv zu sein (»Zwangsschleife«, englisch OCD-circuit). Bei einigen Patienten wurden kleine Hirnstrukturen als unterschiedlich ausgeprägt erkannt. Etwa 2–4 Prozent aller Menschen erkranken daran – Männer und Frauen gleich häufig.

Therapeutisch ist die verhaltenstherapeutische Technik »Exposition mit Reaktionsmanagement« erfolgreich, das heißt, sie ist »Mittel der 1. Wahl«. Hierbei lernen die Betroffenen, die Spannungen zu akzeptieren und das Erleben zuzulassen, wie diese von selbst wieder abklingen. Zum Beispiel berührt der Therapeut einen Patienten mit einem schmutzigen Gegenstand. Das führt zu starken Spannungen. Der Patient soll nun mithilfe des Therapeuten versuchen, dem aufkommenden Handlungszwang nicht nachzugeben, sich nicht zu waschen. Allein diese Behandlung kann das Leiden um circa 50 Prozent (+/–) verringern. Allerdings bleibt zumindest ein Teil der Symptomatik vorhanden; es kommt zur Chronifizierung. Dies wiederum kann zu teilweise erheblichen sozialen Einschränkungen führen, wie Verlust von Bildungschancen und Rückzug (siehe unten). Dies gilt vor allem, wenn die Krankheit früh beginnt und – nicht selten – andere psychische Störungen hinzutreten (Komorbiditäten). So ist es für diese Menschen wichtig, dass ihre Krankheit frühzeitig erkannt wird, um mit allen erfolgversprechenden Mitteln dagegen zuarbeiten.

In der Praxis fällt mir jedoch immer wieder auf, wie schwer es die Patienten zum einen haben, einen Psychologen zu finden, der sich ihrer annimmt. Dies entspricht leider nicht dem – zu Recht – geforderten psychotherapeutischen Behandlungsprimat. Zum anderen: Wenn dann einmal eine Behandlung stattfindet, so scheint sie oft nicht leitliniengerecht. So wird wissenschaftlich zur besten Wirksamkeit der Exposition eine rasche hochfrequente Therapie mit jeweils mindestens 2–3 Doppelsitzungen pro Woche (Blockbehandlung) gefordert. Einen psychologischen Psychotherapeuten, der so vorgeht, habe ich in meiner Praxis leider nicht ein einziges Mal erleben dürfen.

Medikamente können ebenfalls ausgezeichnet wirksam sein. Es kommen Präparate zum Einsatz, die den Serotoninspiegel zwischen den entsprechenden Hirnzellen erhöhen (z. B. Paroxetin, Sertralin, Fluoxetin, Fluvoxamin, Clomipramin). Diesen muss man 2–3 Monate Zeit geben, um zu wirken. Dabei sollte spätestens bis zur sechsten Woche die Höchstdosis erreicht sein.

Liegt gleichzeitig eine Depression vor, sind Medikamente einzeln der Verhaltenstherapie überlegen, am wirksamsten ist aber auch dann eine Kombitherapie. Eine gleichzeitig bestehende Angst-/Panik-Krankheit spricht ebenfalls gut auf eine Kombination an. Das aktuell überall diskutierte Cannabis als Medikament schadet auch hier eher, als dass es nützt.

Leider können diese Maßnahmen nur knapp der Hälfte der Patienten dauerhaft Linderung oder Heilung verschaffen. Die gute andere Hälfte chronifiziert vielleicht. Dabei ziehen sich die Betroffenen immer weiter zurück und verwenden in ihrer Wohnung immer mehr Zeit auf ihr (sinnloses) Tun – bis zur völligen Hilflosigkeit. Dann müssen andere Wege gefunden werden, wie beispielsweise stationäre und psychosoziale Therapien mit Teams, die in der Gemeinde und ambulant helfen können. Dies kann auch eine Behandlung zu Hause umfassen, die in ihrer Intensität einer stationären Behandlung entspricht (StäB).

Bei alldem muss man nochmal betonen, dass Zwangsverhalten nur in schweren Fällen eine Krankheit ist. Kein gutes Arbeitsteam kann beispielsweise auf die vielen Fähigkeiten eines »Zwänglers« (organisieren, sichern, kontrollieren) verzichten. Und wenn die Betroffenen über Ihre Eigenheiten lachen können, kann man sich kaum liebenswerter und zuverlässigere Menschen vorstellen.

Angststörungen

GENERALISIERTE ANGSTSTÖRUNG

Die generalisierte Angststörung (GAS) gehört zu der Gruppe der Angststörungen/-erkrankungen. Dabei verselbstständigt sich die Angst und verliert ihre Zweckmäßigkeit und Relation. Menschen mit generalisierter Angststörung leiden unter einem ständigen Gefühl von Besorgtheit und Anspannung in Bezug auf alltägliche Ereignisse und Probleme. Dabei beziehen sich die Sorgen auf verschiedene Bereiche, um die sich andere Menschen auch Sorgen machen, beispielsweise darauf, dass sie selbst oder die Angehörigen schwer erkranken oder einen Unfall haben könnten.

Bei Menschen mit einer generalisierten Angststörung sind solche Sorgen jedoch deutlich stärker ausgeprägt als bei anderen Menschen, sodass der Alltag dadurch stark beeinträchtigt sein kann. Dass man sich in bestimmten Situationen Sorgen macht, ist normal: So sorgt sich jemand, der bei einer Firma arbeitet, der es schlecht geht, vielleicht um seinen Arbeitsplatz. Menschen mit generalisierter Angststörung sorgen sich jedoch übermäßig, auch wenn keine besondere Gefahr besteht. Sie können ihre Sorgen außerdem kaum oder gar nicht kontrollieren.

Die Diagnose einer »generalisierten Angststörung« trifft dann zu, wenn die Besorgnis und Anspannung bezüglich alltäglicher Ereignisse mindestens 6 Monate vorhanden ist und verschiedene körperliche und psychische Symptome vorliegen, zum Beispiel:

- Herzklopfen
- Schweißausbrüche
- Kribbeln im Magen
- Schwindel
- Angst, verrückt zu werden oder zu sterben
- Hitzegefühl oder Kälteschauer
- Muskelverspannungen
- Konzentrationsschwierigkeiten
- Reizbarkeit
- Einschlafstörungen

Die Betroffenen versuchen oft, Auslöser für die Ängste (beispielsweise Berichte über Unfälle) zu vermeiden, oder versuchen, sich bei ihren Angehörigen zu versichern, dass es diesen gut geht und nichts passieren wird. Da Angehörige die Sorgen auch oft als belastend erleben, kann es zu Konflikten kommen.

Ungefähr 5 von 100 Menschen erkranken im Laufe ihres Lebens an einer generalisierten Angststörung. Frauen sind etwa doppelt so häufig betroffen wie Männer. Während andere Angsterkrankungen meist in der Jugend oder dem frühen Erwachsenenalter entstehen, ist dies bei generalisierten Angststörungen eher selten. Generalisierte Angststörungen treten oft zwischen dem 35. und dem 45. Lebensjahr erstmalig auf.

Bei den meisten Menschen, die an einer generalisierten Angststörung erkrankt sind, treten zusätzlich auch andere psychische Erkrankungen auf. Am häufigsten kommen parallel affektive Störungen (z. B. Depressionen), andere Angststörungen und somatoforme Störungen vor. Liegen neben der generalisierten Angststörung gleichzeitig weitere Erkrankungen vor, hat die Störung häufiger einen chronischen Verlauf. Wenn die Erkrankung nicht behandelt wird, besteht ein hohes Risiko, dass sie lange bestehen bleibt, wobei es beim Schweregrad häufig Schwankungen gibt: Viele Patienten erleben zwar

Zeiten, in denen sie frei von Symptomen sind, bei ungefähr der Hälfte der Betroffenen treten aber später erneut Beschwerden auf. Bei vielen Betroffenen dauert es darüber hinaus mehrere Jahre, bis sie Hilfe aufsuchen.

Es gibt verschiedene Ursachen und Erklärungen, wie und warum eine Angststörung entstehen kann: Einflüsse, die man ererbt hat (genetische Einflüsse) können bei der Entwicklung von Ängsten eine Rolle spielen. Bei Menschen mit einer generalisierten Angststörung kann man in bestimmten Bereichen des Gehirns mehr Aktivität nachweisen als bei anderen Menschen. Vermutlich sind bei Menschen mit Angststörungen Botenstoffe im Gehirn, die für Entspannung sorgen, weniger vorhanden oder können schlechter wirken. Manche Menschen, die eine Angststörung entwickeln, hatten als Kinder keine sichere Bindung beispielsweise zu ihren Eltern oder anderen nahen Bezugspersonen. Sie haben das Verhalten ihrer nahen Bezugspersonen manchmal als unvorhersehbar erlebt.

Für Menschen mit generalisierter Angststörung ist es häufig schwerer auszuhalten als für andere Menschen, dass man keine »absolute Sicherheit« hat (Beispiel: Im Straßenverkehr, am Arbeitsplatz). Sie reagieren sehr sensibel auf Reize, die eine Gefahr darstellen könnten. Mehrdeutige Reize (also Ereignisse, die harmlos oder bedrohlich sein können) werden eher als bedrohlich eingeschätzt. Betroffene glauben, dass sie Dinge nicht ändern oder kontrollieren können, was wiederum Angst auslöst. Viele Betroffene nehmen an, dass sie sich durch Sorgen vor Enttäuschungen schützen oder ein Unglück abwenden können. Hinter diesen positiven Annahmen über Sorgen steckt die Idee: Wer vorsichtshalber schon einmal Angst hat, dass etwas passieren könnte, ist dann nicht enttäuscht, wenn es auch wirklich passieren sollte.

Wenn die hier beschriebenen Symptome und Anzeichen zutreffen, könnte eine generalisierte Angststörung der Grund sein. Dann ist es sehr empfehlenswert, ärztliche oder psychotherapeutische Hilfe aufzusuchen. Eine Angststörung verschwindet selten »von allein« wieder.

In einem Gespräch werden Ärzte oder Psychotherapeuten nach den einzelnen Beschwerden, dem allgemeinen Gesundheitszustand, der Familiengeschichte und nach körperlichen Erkrankungen fragen und überprüfen, ob eine generalisierte Angststörung vorliegt. Fragebögen helfen dem Therapeuten, die Schwere der Erkrankung einzuschätzen und abzuklären, ob noch andere psychische Probleme als Ursache infrage kommen. Eine körperliche Untersuchung kann klären, ob die Symptome, besonders die Körperbeschwerden, körperliche Ursachen haben.

Als Behandlung kommen für die generalisierte Angststörung Psychotherapie und/oder Medikamente, vor allem sogenannte selektive Serotonin-Wiederaufnahme Hemmer (SSRI), selektive Serotonin-Noradrenalin Wiederaufnahmehemmer (SSNRI) oder der Wirkstoff Pregabalin (der allerdings nicht selten abhängig macht und in der Drogenszene beliebt ist), infrage. Ziel bei den Behandlungen ist, die Angst auf ein erträgliches Maß zu vermindern.

Durch Psychotherapie können Betroffene lernen, mit ihren Sorgen umzugehen und die begleitenden körperlichen und psychischen Beschwerden zu reduzieren (beispielsweise durch Entspannungstechniken), sodass diese nicht mehr so belastend sind. Das Verfahren, welches am besten untersucht ist und sich als langfristig wirksam erwiesen hat, ist die kognitive Verhaltenstherapie.

Wenn ein Patient lieber mit einem psychodynamischen Psychotherapieverfahren (Arbeit an der Kindheit) behandelt werden möchte oder die Verhaltenstherapie nicht gewirkt hat, können diese Verfahren ebenfalls eingesetzt werden. Sie sind jedoch bislang für die generalisierte Angststörung weniger gut untersucht, als die Verhaltenstherapie.

Nahe Bezugspersonen (z. B. Verwandte, Partner/In) sind meist mitbetroffen, da die Betroffenen sie oft in ihre Sorgen einbeziehen, sich beispielsweise versichern wollen, dass nichts Schlimmes passiert ist oder passieren wird, und ihre Bezugspersonen dadurch zum Beispiel oft anrufen.

Es ist hilfreich, wenn Angehörige gut über die generalisierte Angststörung Bescheid wissen. Möglichst sollten sie vermeiden, die betroffene Person immer wieder zu beruhigen, da dies zwar oft kurzfristig hilft, langfristig aber die Sorgen aufrechterhält. Für das Wohlbefinden ist es wichtig, dass Angehörige sich selbst nicht zu sehr einschränken. Sie sollten zum Beispiel nicht auf Aktivitäten verzichten, die ihnen Freude bereiten, weil der Betroffene sich dann sorgen würde. Wird die Angsterkrankung des Partners, des Familienmitglieds oder des Freundes zu belastend, können sich auch Angehörige Hilfe bei Selbsthilfegruppen, Beratungsstellen, Ärzten und Psychotherapeuten holen.

SOZIALE PHOBIE: LAMPENFIEBER ZUM QUADRAT

Mehr und mehr Menschen treten im Fernsehen auf, halten Referate oder Reden. Viele kennen die Aufregung, die einen vorher befallen kann. Wir zittern leicht, fühlen uns freudig erregt und etwas ängstlich, versuchen uns auf die bevorstehende Aufgabe vorzubereiten. Diesen Zustand nennt man Lampenfieber.

Was aber, wenn die Angst vor Auftritten viel größer ist? Wenn ein Mensch glaubt, er werde sich blamieren, man werde seine Schwächen bloßstellen (circa 13 Prozent haben leichte, 2–3 Prozent schwere Symptome dieser Art). Er verspürt vielleicht Tage vor dem »Auftritt« körperliche Beschwerden, hat Schlafstörungen, zittert, schwitzt, sein Herzschlag erhöht sich, er bekommt einen trockenen Mund, ist angespannt. Sein Denken engt sich auf die bevorstehende Situation ein. Dies nennt man »Erwartungsangst« (antizipatorische Angst). Eventuell wird diese so stark, dass der Mensch versucht, der Situation auszuweichen, etwa das Referat »wegen Krankheit« absagt (obwohl er bestens vorbereitet ist), seine Redezeit verkürzt oder Ähnliches. Dies heißt »Vermeidungsverhalten«.

Es beginnt beispielsweise, wenn der Mensch erstmals Panik erlebt hat. Die dabei erlebten Eindrücke spiegeln ihm vor, eine solche Situation sei (lebens-)bedrohlich und zu vermeiden. So kann sich ein »Teufelskreis der Angst« entwickeln, in dem er der Situation (typisch auch: Kaffee ausschenken im Beisein anderer, essen und trinken, wenn jemand zuschaut) immer häufiger ausweicht und dabei leider seine Erwartungsangst vergrößert.

Viele entwickeln nun ein »Sicherheitsverhalten«, das heißt, sie versuchen, sich vor einem Auftritt zu kühlen, aus Angst, peinlich zu schwitzen, trinken vorher Alkohol, tragen übermäßig Make-up auf, um Erröten zu verbergen etc. Dadurch verschlimmern sie leider ihre ängstlichen Vorerwartungen und steigern die Chance, irgendwie seltsam aufzufallen, was dann im Nachhinein ihre negativen Vorerwartungen abermals zu bestätigen scheint. Danach passt dann wieder alles in mein Schema. »Ich wusste, dass es schiefgehen würde«.

Viele haben starke Hemmungen, jemanden vom anderen Geschlecht anzusprechen. Frauen sind mit 1,4 zu 1,0 etwas häufiger betroffen. Leider schämen und ängstigen sich diese Menschen auch schon gegenüber dem Psychiater oder Psychologen und vermeiden so eine Untersuchung! Unbehandelt neigen die Probleme aber stark zur Chronifizierung!

Oft dauert es rund 20 Jahre, bis sich jemand behandeln lässt. Wertvolle Lebenszeit ist verloren, viele berufliche und private Schritte sind nicht gegangen (z. B. verzichtet man auf

Karriereschritte im Management, um keine Vorträge halten oder Personen führen zu müssen). So finden sich viele Menschen sozial zurückgefallen in anspruchsloseren Berufen, einsam und isoliert, partnerlos wieder.

Was weiß man über die Ursachen? Die Soziale Phobie beginnt oft schon vor dem 5. oder um das 13. Lebensjahr herum. Es gibt wohl eine allgemeine Anlage zu einer Angststörung, nicht direkt zur sozialen Phobie. Häufig findet man in der Familie verschiedene Phobien (z. B. Spinnen-, Schlangen-, Katzenphobien, Angst unter vielen Menschen, in engen Räumen (Agora- und Klaustrophobie)).

Im MRT (Bilder vom Gehirn) zeigen sich bei Sozialphobikern Auffälligkeiten [a]. Außerdem zeigen sich neurobiologisch Störungen der Botenstoffe Serotonin und Dopamin.

»Lernen« spielt eine große Rolle, etwa an den elterlichen Ängsten (Vorbild), zu wenig erlernte »soziale Fertigkeiten« (beispielsweise wenn das Elternhaus sich von der Umgebung abschottete), »Trauma« (stark gehänselt werden in der Schule; auslösende Situationen: beispielsweise vor allen ausgelacht zu werden) oder etwa durch eine erste eher zufällige Panikattacke. Wichtig ist dabei die Rolle der Eltern. Hier führen Trennungen, unberechtigte Kritik, Unsicherheit, Überwertung der Meinung anderer (»Was sollen die Leute nur sagen?«), Jähzorn und Ungeduld (oft des Vaters), eventuell aber auch »Überbehütung« zu einem negativen Lernen des Kindes. Man sagt, dass das Kind eine ambivalente oder abweisende Bindung erlebt hat (Bindungstheorie). So ist bewiesen, dass sie empfindsamer auf scheinbar ärgerliche, kritische oder unzufriedene Gesichtsausdrücke anderer reagieren, beziehungsweise diese auch, anders als Gesunde, »suchen und finden«.

Der Vater repräsentiert für das Kind die »Außenwelt«, zumindest in der klassischen Rollenverteilung. Es lernt dann – vereinfacht – Angst vor der Außenwelt zu haben, wie es Angst vor dem Vater hat. Außerdem wird in solchen Familien sein Schamgefühl missachtet, seine »Grenzen« werden überschritten (psychodynamische Theorie).

Oft treten gleichzeitig andere Krankheiten wie Depressionen, Alkohol- oder Substanzabhängigkeit auf (Komorbidität). Bei meinen Patienten habe ich noch nie eine isolierte soziale Phobie gefunden, sondern immer auch Depressionen (hierbei muss mit erhöhter Freitodbereitschaft gerechnet werden) jeden Schweregrades und/oder »ängstlich-vermeidende« oder »selbstunsichere Persönlichkeitsstörungen« (so nennen wir es, wenn jemand immer wieder die gleichen Verhaltensmuster zeigt, unflexibel in unterschiedlichen Situationen reagiert), oft zusammen mit Angst vor dem Erröten (Erytrophobie).

Alkoholsucht entwickelt sich nicht selten schleichend, da der Betroffene lernt, dass Alkohol Erwartungsängste, Anspannung und Hemmung vermindert. Dadurch ist er weniger ängstlich gegenüber dem anderen Geschlecht oder in der Gruppe, vor Vorträgen etc. So entwickelt sich der Alkohol (auch abhängig machende Beruhigungsmittel, wie sogenannte Benzodiazepine oder Cannabis) zum »falschen Freund«. Natürlich verschlechtert die »neue« Krankheit wiederum die alte; es gibt nun weitere Gründe, sich zu schämen, nicht aufzufallen, sich zurückzuziehen (Teufelskreis).

Da insofern eine genaue Abgrenzung kaum möglich ist, gehen manche Forscher von einem »Kontinuum« aus, an dessen einem Ende die »normale« Schüchternheit, am anderen Ende die schwere erblich mitbedingte soziale Angst steht (Reich, 2000).

Die Therapie umfasst einen medikamentösen Ansatz (Escitalopram, Venlafaxin, Paroxetin, Fluoxetin, eventuell auch Moclobemid), kombiniert mit verschiedenen Psychotherapieformen (nach meiner Erfahrung eine Mischung von kognitiver Verhaltenstherapie, vor allem in der Gruppe (!), Bearbeitung frühkindlicher Konflikte mit Bindungsanalyse, psychodynamischer und teilweise auch Traumatherapie).

Die Betroffenen haben eine 80–90 prozentige Chance auf Heilung oder starke Linderung der Symptome. Informationen sind wichtig, damit sich möglichst wenige Patienten zurückziehen und der Krankheit so den gefürchteten chronischen Verlauf gestatten.

PANIKSTÖRUNG: ANGST VOR DER ANGST

»Doktor, was ist nur mit mir, mir geht es schlecht! Plötzlich bekomme ich Luftnot, denke, ich muss ersticken. Mein Herz rast, mir ist schwindelig, ich zittere, denke, ich muss hier raus, ich muss sterben. Das geht dann so nach 5–20 Minuten wieder weg; danach bin ich stundenlang erschöpft, müde. Das erste Mal trat es auf, als ich mit Freunden in Urlaub war. Meine Mutter rief an und sagte, Papa gehe es schlecht, ich solle rasch nach Hause kommen, vielleicht müsse er sterben. Seitdem kommt es immer häufiger; das geht schon seit Monaten so, mindestens 2 bis 3-mal pro Woche. Ansonsten geht es mir gut so weit, aber ich ziehe mich immer mehr zurück, gehe nicht mehr gerne auf Konzerte und ins Fußballstadion, vermeide enge Räume. Inzwischen mag ich auch keine großen Plätze mehr und verreise ungerne, vor allem mit dem Flugzeug, wo ich das Gefühl habe, nicht mehr rauszukönnen; ich vermeide es auch, im Stau zu stehen. Nein, eine wirkliche Gefahr hat noch nie bestanden, aber ich liebe meinen Vater, kann mir nicht vorstellen, ihn zu verlieren«.

Die Panikstörung ist eine Form der Angststörung. Die Betroffenen leiden dabei unter plötzlichen Angstanfällen, ohne dass objektiv gesehen eine reale Gefahr besteht. Diese Angstanfälle treten in Form von Panikattacken auf, die eine extreme körperliche Angstreaktion (Bereitstellungsreaktion) aus scheinbar heiterem Himmel darstellen und von den Betroffenen als extreme Bedrohung ihrer Gesundheit erlebt werden.

Das Auftreten vereinzelter Panikattacken im Leben stellt noch keine Erkrankung dar. Erst wenn mehrere Panikattacken im Monat auftreten und sich vermehrt eine »Angst vor der Angst«, die sogenannte Erwartungsangst, entwickelt, diese über einen längeren Zeitraum anhält (mindestens einen Monat) und zu Beeinträchtigungen im täglichen Leben führt, spricht man gemäß den Kriterien der Weltgesundheitsorganisation (WHO, ICD-10) von einer Panikstörung.

Die Angst davor, in einer Situation, der man nicht schnell entfliehen kann oder in der keine Hilfe verfügbar ist, plötzlich eine Panikattacke zu erleben, führt häufig dazu, dass Betroffene beginnen, enge Räume, Menschenansammlungen oder weite Reisen zu vermeiden. In schweren Fällen können sie die eigene Wohnung nicht mehr allein verlassen.

Etwa 3,5 Prozent (Studie von 1994) bis 4,7 Prozent (Studie von 2005) aller Menschen erkranken im Laufe ihres Lebens an einer Panikstörung. Die Störung bricht in der Regel zwischen dem 15. und 24. Lebensjahr aus, kann jedoch, insbesondere bei Frauen, auch erst im 3ten oder 4ten Lebensjahrzehnt auftreten. Frauen sind häufiger von der Störung betroffen als Männer. Wie eine Studie ergab, nimmt die Prävalenz in jüngeren Generationen zu. Die Angst äußert sich oft in dem Gedanken, plötzlich zu sterben, oder in der Vorstellung, verrückt zu werden.

Körperliche Reaktionen bei der Panikstörung sind unter anderem Hyperventilation, Enge in der Brust mit Erstickungsgefühlen, Herzrasen oder -stolpern, gelegentlich auch Herzschmerzen, Zittern, Schweißausbrüche, Taubheitsgefühle oder Kribbeln, Übelkeit und andere Beschwerden. In der Regel bessern sich die Symptome analog zum Adrenalin-Abbau nach etwa 15–20 Minuten. Psychische Symptome der Panikstörung sind Schwindelgefühle, Derealisation und Depersonalisation (das heißt, ich fühle mich in der Situation oder mit mir selbst irgendwie fremd), Angst vor Kontrollverlust, davor, verrückt zu werden oder »auszuflippen« und Angst zu sterben. Allgemeine Symptome sind Hitzegefühle oder Kälteschauer mit Gänsehaut.

Für die Diagnose einer Panikstörung müssen wiederholt Panikattacken vorliegen und eine organische Ursache medizinisch ausgeschlossen worden sein. Eine eindeutige Diagnose setzt voraus, dass innerhalb eines Monats mehrmals ein schwerer vegetativer Angstanfall erfolgt ist. Die Situationen, in denen die Angstanfälle auftreten, müssen frei von objektiven Gefahren sein. Ebenso dürfen die Angstanfälle sich nicht auf Situationen beziehen, in denen immer und vorhersagbar Angst auftritt. Angstfreie Zeitintervalle zwischen den Panikattacken gehören ebenfalls zu den diagnostischen Leitlinien, wobei hier die häufig auftretende Angst vor der nächsten Panikattacke berücksichtigt werden muss.

Eine Panikattacke wird definiert als einzelne Episode von intensiver Angst oder Unbehagen, die abrupt beginnt, innerhalb weniger Minuten ein Maximum erreicht, mindestens einige Minuten dauert und von mindestens vier (aus einer Liste von vierzehn) Angstsymptomen begleitet wird. Mindestens ein Symptom davon muss vegetativer Art sein (Herzklopfen/-rasen, Schweißausbrüche, Zittern oder Mundtrockenheit). Die Panikstörung wird häufig in Zusammenhang mit einer Agoraphobie diagnostiziert und dann unter F40.01 (Agoraphobie mit Panikstörung) klassifiziert.

Bevor die Diagnose einer Panikstörung im Sinne einer psychischen Störung gestellt werden kann, müssen körperliche Ursachen wie beispielsweise endokrinologische, neuropsychiatrische, kardiologische oder onkologische Erkrankungen medizinisch ausgeschlossen werden. Panik kann als Symptom im

Rahmen zahlreicher körperlicher Erkrankungen auftreten. Es handelt sich dann nicht um eine psychische Störung, sondern um ein neuropsychiatrisches Symptom einer körperlichen Störung. Insbesondere gilt dies für endokrinologische Erkrankungen, sowie Erkrankungen des zentralen Nervensystems, der Schilddrüse, des Herzens, der Nebennieren, sowie bei zahlreichen Tumorerkrankungen wie beispielsweise dem Phäochromozytom. Diesen Erkrankungen ist gemeinsam, dass sie auf verschiedenen Wegen zu Veränderungen der Aktivität des Sympathikus und/ oder einer veränderten Ausschüttung von Adrenalin, Noradrenalin und/oder Cortisol führen, die auch labortechnisch nachweisbar sind und die Paniksymptome verursachen. Bei Vorliegen von organischen Ursachen handelt es sich diagnostisch um eine organische Angststörung. Die Therapie organisch bedingter Paniksymptome erfolgt medizinisch durch die Beseitigung der verursachenden Erkrankung.

Diagnostisch abzugrenzen sind im nächsten Schritt auch Panikattacken, die im Zusammenhang mit Phobien oder im Kontext einer depressiven Störung auftreten.

Zwillingsstudien zeigen einen Einfluss durch Vererbung, wobei die Vererbung wohl eher als allgemeine Panikbereitschaft stattfindet, nicht sozusagen direkt (wie z. B. unsere Augen-/Haarfarbe).

Die erste Panikattacke ist oft Folge von äußerst stressigen Erlebnissen wie dem Verlust einer nahestehenden Person, der Beendigung einer wichtigen Beziehung, Arbeitsplatzverlust oder nachdem man Opfer eines Angriffes wurde. Danach beginnt der »Teufelskreis«; wir haben sozusagen gelernt, dass etwas eigentlich Harmloses »lebensgefährlich« ist, und vermeiden diese Situation nun »auf Teufel komm raus«. Die Grundlage der »Angst vor der Angst« ist gelegt.

Verschiedene Forscher entwickelten psychologische, psychophysiologische beziehungsweise kognitive Modelle zur

Erklärung des Paniksyndroms. Panik wird hier als besonders intensive Form der Angst gesehen, die im Rahmen eines »Teufelskreises« aufgeschaukelt wird.

Die Angstreaktion geht wiederum mit körperlichen und psychischen Veränderungen einher, die wahrgenommen werden. Dadurch kommt es schnell zu einem Aufschaukelungsprozess (positiver Rückkopplungsprozess) mit Zunahme der Panik. Dieser Kreislauf kann mehrmals durchlaufen werden und läuft in der Regel sehr schnell ab. Er kann unterbrochen werden durch Bewältigungsstrategien: Hilfesuchen, Vermeidungsverhalten, flaches Atmen, Ablenkung (»Sehen Sie sich beispielsweise im Flugzeug die Frisuren Ihrer Mitreisenden an, dann lenken Sie Ihre Aufmerksamkeit von Ihren inneren Reaktionen auf äußere Eindrücke; das hilft«). Erkennen Sie Ihre inneren Reaktionen als harmlos. Erleben Sie bewusst, dass Sie gerade sehr stark fühlen, das ist das Gegenteil von »Sterben« (Reattribution von Körperempfindungen).

Die psychogene Panikstörung lässt sich in der Regel sehr gut psychotherapeutisch behandeln; vor allem kognitiv-verhaltenstherapeutische Behandlungsmethoden haben sich als wirksam erwiesen. Der Patient muss aufgeklärt werden, dass die Angstanfälle eigengesetzlich verlaufen und nach einiger Zeit von allein wieder abklingen und dass er zu keinem Zeitpunkt während der Angstattacke ernstlich gefährdet ist. Er wird nicht umfallen, nicht den Verstand verlieren, das Herz wird nicht stehen bleiben, es wird nichts dergleichen passieren. Diese Voraussage seines Psychologen/Arztes muss er sich während der Attacke immer wieder in Erinnerung rufen.

Das langfristige Ziel der Therapie ist, dass Betroffene wieder lernen, ihrem Körper zu vertrauen. Sie lernen, die Aufmerksamkeit weg von der ständigen Selbstbeobachtung auf äußere Ereignisse zu lenken, aber auch die Körperreaktionen nicht gleich als Anzeichen beispielsweise eines Herzinfarkts zu bewerten. Daneben lernen Betroffene, ihren Körper bewusst durch Atmung und Entspannungsverfahren zu entspannen. Das mit der Erwartungsangst häufig verbundene Vermeidungsverhalten wird in diesem Rahmen mit einer sogenannten Expositions- beziehungsweise Konfrontationstherapie in der Regel erfolgreich behandelt.

Parallel zur Verhaltenstherapie wird man gelegentlich ein Antidepressivum verschreiben, da es die übermäßige Angst unterdrückt, bis der Patient in der Lage ist, die Panikstörung als solche zu erkennen und der Angst mit psychotherapeutischen Methoden effektiv zu begegnen. Es gibt verschiedene Arten beziehungsweise Klassen von Antidepressiva. Selektive Serotonin-Wiederaufnahmehemmer (SSRI) und Serotonin-Noradrenalin-Wiederaufnahmehemmer (SSNRI) sind für die Behandlung der Panikstörung am besten untersucht und nachweislich am wirkungsvollsten. Beispiele für Medikamente:

- SSRIs: Paroxetin, Citalopram, Escitalopram, Fluvoxamin, Fluoxetin, Sertralin
- SSNRI: Venlafaxin

Nach dem Absetzen der Medikamente ist die Wahrscheinlichkeit eines Rückfalls im Allgemeinen hoch.

Bei einer schweren Panikstörung können vorübergehend auch Anxiolytika (angstlösende Medikamente) wie beispielsweise Benzodiazepine zum Einsatz kommen. Da es durch eine regelmäßige Einnahme von Benzodiazepinen zur Entwicklung einer Abhängigkeit kommen kann, ist deren Anwendung auf die Akuttherapie (für eine Dauer von maximal 4–6 Wochen) beschränkt.

Essstörungen

Vorweihnachtszeit, das bedeutet zu schlemmen und zu genießen. Immer mehr Deutsche entdecken den Gourmet in sich, kochen, backen, zaubern, was Küche und Kreativität hergeben. Alle Jahre wieder … Viele klagen, was der ganze Stress eigentlich soll, tragen aber selbst dazu bei, dass die sprichwörtliche Besinnlichkeit verloren scheint. Diese Zeit mit ihren Verführungen ist aber auch eine Leidenszeit für Menschen, die an Essstörungen erkrankt sind. Dies sind »schwere psychische Erkrankungen, charakterisiert durch abnormes Essverhalten und gestörte Einstellungen bezüglich Gewicht, Figur und Essen«.

BULIMIE (ESS-BRECH-SUCHT)

Die Bulimie ist eng mit der Anorexie verwandt. Die Patienten essen in kurzer Zeit riesige Mengen Nahrung und erbrechen sie freiwillig wieder. Ansonsten ernähren sie sich streng ohne viel Kalorien, nehmen auch Abführmittel und treiben exzessiv Sport. Sie haben extreme Angst, dick zu werden. Oft litten sie vorher bereits an einer Anorexie. So erkranken bis 1 Prozent aller Frauen einmal im Leben, meist zwischen dem 15. und 30. Lebensjahr, an Anorexie, bis zu 3 Prozent an Bulimie. Männer sind etwa zehnfach seltener betroffen. Leider hat die Bulimie unter den psychischen Krankheiten die höchste Todesrate. 50 Prozent dieser Verluste entstehen durch Verhungern.

Vor der Pubertät verzögert die Krankheit die Geschlechtsentwicklung, die Periode bleibt aus, Blutwerte entgleisen, oft schwellen die Speicheldrüsen an, der Mund entzündet sich durch den Einfluss der Magensäure beim Erbrechen, Zahnschmelz schwindet. Die Knochendichte nimmt ab, Hirnströme verändern sich und dergleichen mehr.

Es ist schwierig, mehr über die Krankheit zu erfahren, denn die Patienten bleiben oft leistungsorientiert im Sport und in der Schule. Häufig sind die familiären Beziehungen problematisch. Denn die anderen Familienmitglieder können ihre eigenen Probleme gut hinter den Problemen des Essgestörten verbergen. Dieser wird dann zum »Symptomträger« für die ganze Familie. Manchmal bietet sie auch den scheinbar einzigen Weg, eigene Macht zu erleben (man »bestimmt« plötzlich vieles in der Familie) oder autonomer zu werden.

Erst bei drohender Lebensgefahr gibt es Zwangsmaßnahmen wie künstliche Ernährung im Krankenhaus. Aber diese sind nur kurzfristig wirksam. Allgemein anerkannte Behandlungen sind kognitive Verhaltenstherapie und familientherapeutische Sitzungen. Neuerdings gibt es Hinweise auf schon vorher bestehende und überdauernde neuropsychologische Schwächen (traits), vor allem im Bereich »Problemlösen«. Im Versuchsstadium befinden sich daher spezielle kognitive Therapiemaßnahmen.

Zusätzlich müssen Depressionen, Angststörungen und Zwänge behandelt werden. Auch kann die Krankheit Vorbote einer Schizophrenie oder Teil einer Borderline-Persönlichkeitsstörung sein und/oder zusammen mit einer Suchterkrankung auftreten.

Der Einsatz von psychisch wirksamen Medikamenten wird heute weitgehend kritisch gesehen, und – wenn überhaupt – vor allem zur Behandlung der begleitenden

Krankheiten (Komorbiditäten, siehe oben) eingesetzt. Das Antidepressivum Fluoxetin kann eventuell bei Bulimie helfen. Es muss höher als normal dosiert werden (bis 60 mg). Das Neuroleptikum Olanzapin kann zur Gewichtserhöhung beitragen.

Die Ursachen für Essstörungen sind unklar. Sicher ist, dass mediale Vorbilder (Mannequins als »Klappergestelle«, TikTok, Instagram, Facebook), traumatische Ereignisse und auch die stigmatisierende Ausgrenzung einen negativen Einfluss ausüben. Zwillingsstudien erbrachten starke Hinweise auf erbliche Einflüsse, die aber bisher kaum konkretisiert werden konnten. Möglicherweise spielen Veränderungen auf dem Chromosom 12 eine Rolle, auf dem auch Gene für Diabetes Typ I und Autoimmunerkrankungen zu finden sind.

Früherkennung ist wichtig, damit sich das fehlerhafte Körperdenken nicht festsetzt. Neuerdings gibt es Hinweise, dass auch ein Zusammenhang zwischen Darmflora, Durchlässigkeit der Darmwand für Nahrungsmittel, eventuell ausgelöst durch Entzündungen und Magersucht bestehen könnte. Hierdurch werden auch Immunreaktionen ausgelöst und das Vorkommen hungersteuernder Hormone wie Leptin und Ghrelin beeinflusst.

Erste positive Berichte über die gewichtssteigernde Wirkung von Leptin, das unter die Haut gespritzt wird, geben Anlass zu neuer Hoffnung. Hierin liegt auch die Anwendung von Omega-3-Fettsäuren und Probiotika begründet.

Um sein angemessenes Körpergewicht zu bestimmen, kann man den BMI, Body-Mass-Index) auch selbst berechnen: Man nimmt seine Körpergröße (in Metern) zum Quadrat und teilt sein Körpergewicht (in kg) durch die Zahl. Genau richtig liegt man zwischen 18,5 und 24,9, dann beginnt Übergewicht, ab 30 Adipositas (Fettleibigkeit).

ANOREXIE (MAGERSUCHT)

Bei Anorexie Betroffenen liegt der sogenannte Body-Mass-Index (siehe unten) unter 18,5. Die Menschen nehmen bewusst wahnsinnig viel ab, vermeiden alles Hochkalorische bis hin zu »Erbsenzählerei«, nehmen Abführmittel und erbrechen fast alles wieder, wobei sie viele Tricks benutzen, um nicht aufzufallen. Sie nehmen nicht selten Appetitzügler und zeigen ein verzerrtes Bild vom eigenen Körper (Körperschemastörung). Ihre Hormone geraten durcheinander.

Bigorexie

Unglückliche Muskelmänner

Männer, die im Fitnessstudio ihre Muskeln bis zum Exzess stählen, leiden nicht selten an einer sogenannten Körperbildstörung, der Bigorexie.

Eine Bekannte von mir fragte mich mal: »Ich gehe oft ins Fitnessstudio und bemerke etliche junge Männer, die ihren Körper und ihre Muskeln offenbar züchten bis zum Umfallen. Ich frage mich, ob die nicht ein psychisches Problem haben. Haben sie? Mir tun diese jungen Männer meistens sogar leid«.

Diesen Eindruck kann ich bestätigen. Wer häufiger Fitnessstudios besucht, dem fallen Menschen (meist Männer) auf, die enorm viele Muskeln haben und sich erregt unterhalten, an welchen Muskelgruppen sie noch arbeiten müssten, da sie diese für unterentwickelt halten. Und tatsächlich: Manche dieser Männer leiden an einer Störung ihres Körperbildes (Bigorexie, Adoniskomplex, im Extremfall an einer »körperdysmorphoben Störung«). Sie sind überzeugt, dass ihr Körper fehlerhaft ist, unperfekt; sie schämen sich vielleicht und ziehen sich allmählich zurück. Dann trainieren sie noch mehr, um die »Schwachstellen« zu beseitigen. Sie denken stundenlang über ihre Mängel nach, erreichen niemals ihr körperliches »Idealbild«, bleiben unglücklich und unzufrieden. Sexuell sind sie nicht selten gehemmt. Diese Menschen sehen sich vielleicht Medien an (YouTube, Clips in den Studios, Männer-«Fitness«Magazine), die ihre »Schwächen« zu bestätigen scheinen. Sie beginnen Steroide (Muskelaufbaumedikamente) zu missbrauchen, die sie sich auf dem Schwarzmarkt besorgen und stellen zwanghaft und genussfeindlich ihre Nahrung um. Bei Verzicht auf das Training kann es zu Entzugserscheinungen wie Unruhe, Schlafstörungen und Gereiztheit kommen. Je nach untersuchender Person, leiden zwischen 0,7–5 Prozent von ihnen unter mehr oder minder stark ausgeprägten Symptomen.

Unser Körperbild wird sowohl erblich, von frühkindlichen Erfahrungen und Vorbildern als auch durch die Umwelt geprägt. Überall kann es zu Störungen kommen, die leider von der Industrie (Schönheitsideal, neuerdings auch für Männer) aus Profitgründen gefördert werden.

Insgesamt ähnelt die Bigorexie der Anorexie (Magersucht), die meist Mädchen betrifft. Es finden sich auch starke Ähnlichkeiten mit Sucht- und Zwangserkrankungen. Oft besteht gleichzeitig eine »soziale Phobie« mit der Angst, sich in der Öffentlichkeit zu beschämen, kritisiert zu werden, nicht zu genügen. Außerdem können Depression und Angststörung hinzutreten.

Therapeutisch haben sich die sogenannte kognitive Verhaltenstherapie, sowie eine Verbesserung des Selbstwertgefühls bewährt. In schwereren Fällen lohnen sich oft auch Versuche mit Medikamenten, die den Zellüberträgerstoff Serotonin im Hirn höherregulieren.

Wer solche Menschen kennt, sollte sie motivieren, zum Psychologen oder Psychiater zu gehen. Leider verstehen sie sich selbst meist falsch und verlangen beispielsweise nach Schönheitsoperationen. Unbehandelt wird sich ihr Zustand eher verschlimmern als verbessern.

Emotionen

VERANTWORTUNGSGEFÜHL

Die meisten von uns kennen Verantwortungsgefühl. Aber wie entsteht dieses Gefühl? Verantwortung setzt voraus, dass wir als Kinder und Heranwachsende ein inneres Wertesystem entwickeln können. Schon früh lernen wir durch Lob und Tadel der Eltern, was richtig und was falsch ist. Nach und nach verinnerlichen wir das – unser Gewissen entsteht. Wir übernehmen die Bewertung unserer Handlungen zunehmend selbst. Diese Entwicklung ist meist erst am Ende der Pubertät abgeschlossen. War sie erfolgreich, dann verfügen wir über das Motiv der Fürsorge für andere und ein Wertesystem, aus dem heraus wir Verantwortung übernehmen können. Das setzt auch voraus, dass wir unser kindlich-selbstbezogenes Weltbild abgelegt haben, von unserer eigenen Person abstrahieren und als Mitglied einer Gruppe, beispielsweise der Familie, zu agieren gelernt haben. Wir werden versuchen, unsere Handlungen unserem Wertesystem anzupassen.

Emotional führt auch Liebe zur Übernahme von Verantwortung. Lieben wir, so werden wir versuchen, den Partner oder die Partnerin glücklich und zufrieden zu machen; gelingt uns das nicht, so lassen wir lieber los, als ihm zu schaden. Wir haben Verantwortung übernommen.

Die Vereinzelung, Auflösung von Familienstrukturen im Sozialstaat, die Entstehung von Patchwork-Familien machen heute Verantwortungsübernahme seltener. Da sie hauptsächlich durch Erziehungskontinuität (Wertesystem) und Nachahmung entsteht, ist hier ein gesellschaftlicher Verlust von Verantwortungsgefühl zu erahnen, der sich schon lange schleichend bemerkbar macht.

Die Gewissensbildung als Grundlage des Verantwortungsgefühls kann gestört werden, etwa wenn Eltern ihre Werte mit ungeeigneten Mittel durchsetzen. Der Heranwachsende wird dann elterliche Vorbilder und Wertevorstellungen ablehnen und sich mühsam und langwierig eigene aufbauen.

Andere können kaum eigenständig handeln, da sie sehr schnell »skrupulös«, also mit schlechtem Gewissen und Schuldgefühlen reagieren. Auch zu frühe Übernahme von Verantwortung (vor dem Aufbau eines stabilen Wertesystems) schadet und kann zu Überverantwortlichkeit oder zur Ablehnung von Verantwortung führen. Ängstliche und schwache Menschen vermeiden aktiv jedwede Form von Verantwortung – sei es aufgrund ihrer Veranlagung oder ihrer Erziehung. Sie benötigen andere, scheinbar Stärkere zur Entwicklung. Oft ist die Kindheit solcher Menschen aber auch geprägt von völliger Rücksichtslosigkeit gegenüber ihren Gefühlen: In ihrer gleichgültigen Erziehung spielten Werte keinerlei Rolle. Psychotherapie kann Verbesserungen erreichen.

Außerdem gibt es Menschen, die unfähig sind, Schuldgefühle, das »schlechte Gewissen«, zu empfinden. Sie können sich nicht in andere hineinversetzen und sie respektieren. Hierbei handelt es sich um Ich-Schwäche, im dramatischeren Fall um antisoziale Persönlichkeiten. Ihre Charakterzüge sind möglicherweise genetisch bedingt. Langdauernde Psychotherapien (ambulant oder stationär) können der Gewissensbildung und damit der Entstehung eines neuen, sekundären Verantwortungsgefühls förderlich sein.

HASS UND HETZE

Zunächst: Hass und auch Hetze sind keine Krankheiten, sondern Gefühle. Jeder emotional komplette Mensch hat auch diese in sich. Sie sind wie alle anderen Gefühle auch biologisch entstanden, hatten ihren Sinn für die bessere Überlebensfähigkeit des Einzelnen und die Gruppe. Im Hass konnten die Menschen töten, in einer aufgehetzten Gruppe überleben und beispielsweise Revier und Besitz verteidigen und vergrößern.

In dem Maße wie Gesellschaften wuchsen, enger und sozialer wurden, wurde hieraus aber ein sozial unerwünschtes, ja schädliches, benutztes und fehlgeleitetes Gefühl. Beispiele gibt es unendlich: Lynchjustiz, Hexenjagd, Kreuzritter, Nazitum, IS, Pogrome etc. Im Rechtsstaat werden diese Gefühle besonders konsequent unterdrückt. Der Einzelne hat sie aber trotzdem und muss lernen, sie zu kontrollieren und damit umzugehen.

Unser Hass löst in andere Angst aus, man meidet uns, wir werden einsam, konzentrieren unsere Handlungen darauf, dem gehassten Menschen, der gehassten Gruppe zu schaden, vernachlässigen alles andere. Dadurch gewinnen wir, dass wir Angst, Verzweiflung, Trauer, Einsamkeit, Ohnmacht nicht mehr spüren müssen, verlieren aber das Verständnis der anderen und die Fähigkeit zu Glück und Zufriedenheit. Nun wollen wir aber trotzdem nicht allein bleiben. Das geht nur, indem wir hetzen, und so den Hass in anderen wecken, um uns dadurch verbunden zu fühlen.

Der Gegenspieler ist natürlich die Liebe, für die sich die meisten Menschen entscheiden. Dieses Gefühl ist zwar stärker als der Hass, benötigt aber die anderen, die wir lieben dürfen. Die Liebe sagt ja zu Angst, Verzweiflung, Trauer etc. und damit auch zu Schwäche, ermöglicht Mitgefühl und Empathie, wodurch die liebende Gruppe viel größer wird und der hassenden mittelfristig immer überlegen ist, was historisch praktisch ausnahmslos (bis in extreme Krisenzeiten, wo es ums Dasein vieler geht) nachweisbar ist.

Spüre ich meinen Hass, so sollte ich mich rasch damit auseinandersetzen, mit anderen sprechen, die Ursache ehrlich herausfinden und verändern. Denn meist ist es nicht der andere/die anderen, die uns hassen lassen, sondern wir projizieren unseren Hass nur auf diese und haben ganz andere Probleme. Gelingt das nicht, dann bleibt nur noch die Distanz zum gehassten Menschen, zur gehassten Gruppe, bis schließlich Gleichgültigkeit eintritt. Nur so kann ich verhindern, mich mitten in der modernen Zivilisation in archaische, eventuell sogar tödliche Kämpfe zu verwickeln.

Ein Tipp für die Liebenden: Richtet sich Hass auf euch, dann versucht, die Angst davor zuzulassen, euch mit anderen abzustimmen und sie zu überwinden. Dann wird euch der Hass des anderen sogar neue Kräfte zuführen.

SCHULDGEFÜHLE: QUAL UND CHANCE

Wir haben etwas falsch gemacht, jemandem vielleicht sogar geschadet. Wir hatten vorher Zweifel, Ängste, waren unsicher, aber wir haben nicht auf unser Gefühl gehört, uns darüber hinweggesetzt. Vielleicht wollten wir etwas haben, was uns nicht gehört, vielleicht haben wir einen Menschen begehrt, der zu jemand anderem gehörte, vielleicht uns einen Vorteil auf Kosten anderer verschafft, gelogen, betrogen. Wir haben mit der Handlung gegen unser in der Kindheit entwickeltes inneres Wertesystem verstoßen.

Vielleicht waren wir sogar »erfolgreich«, bekamen, was wir wollten. Verblüfft stellen wir aber fest, dass wir uns an unserem »Gewinn« gar nicht recht erfreuen können; wir sind unruhig, laufen herum, grübeln, ziehen uns zurück, sind unkonzentriert, bereuen, machen uns Selbstvorwürfe – kurzum: Wir haben Schuldgefühle. Psychologische Theorien sagen, wir hätten unseren »Gewinn« mit einem zu geringen Aufwand erzielt, sozusagen weniger Einsatz als geschätzt, unser emotionaler Apparat würde auf solch einen schnellen Erfolg mit Schuldgefühlen antworten.

Wir versuchen zunächst alles, um den Schaden, den wir angerichtet haben, zu verniedlichen, zu verdrängen, die Schuld **den** anderen, den Umständen oder sogar dem Geschädigten selbst zu geben. Der Mann hätte die Geldbörse ja nicht so herumliegen lassen müssen, sagt der Dieb, der Staat erhebt zu hohe Steuern, sagt der Steuerhinterzieher. Hätte meine Frau nicht einem anderen schöne Augen gemacht, läge sie jetzt nicht im Krankenhaus, sagt der Schläger. Hätte sich der Mensch nur verändert, hätte ich ihn nicht verlassen, sagt der Mensch, der verlässt.

Dann erkennen wir, dass auch das unsere Seelenqualen nicht lindert. Wir versuchen nun, den alten Zustand wiederherzustellen, unsere Tat ungeschehen zu machen, bezahlen eventuell mit Geld. Natürlich misslingt auch dies nicht selten, geschehen ist eben geschehen. Wir sprechen mit anderen über unseren Fehler; alle reagieren unterschiedlich, einige wenden sich von uns ab. Wir bitten vielleicht um Vergebung, tun Buße.

Langsam begreifen wir, dass das Schuldgefühl bleibt, egal was wir anstellen. Jetzt beginnen wir, es zu integrieren, unseren Fehler zu analysieren. Wir fangen an zu erkennen, was vielleicht schon vorher falsch lief, treffen Vorsorge, dass es nicht wieder passiert, »so tief will ich nicht sinken«. Wir überlegen, was wir nächstes Mal besser machen könnten. Wir haben begonnen, das Schuldgefühl für uns und unser Weiterleben fruchtbar zu machen, uns zu verbessern, eventuell umzudenken, unser Verhalten zu ändern. Die Umwelt reagiert plötzlich wieder überwiegend positiv auf uns, man respektiert unsere Bemühungen, man verzeiht uns: »Er/Sie versucht ja wirklich zu lernen, sich zu verändern«. Am Ende des Prozesses ist es für unsere psychische Gesundheit sehr wichtig, dass wir uns auch selbst verzeihen.

Es gibt eine starke Variabilität von Schuldreaktionen; die meisten Menschen reagieren natürlich angemessen. Unter unangemessenen Schuldgefühlen leiden oft abhängige, unsichere, ängstliche Menschen. Schon der Gedanke, sie könnten beispielsweise die Gefühle eines anderen verletzt haben, ist an Schuldgefühle gekoppelt. Als anderes Extrem gibt es völlig gewissenlose Menschen, denen selbst ein Mord keine Gewissensbisse macht. Bei Letzteren handelt es sich psychiatrisch oft um dissoziale Persönlichkeiten, die regelmäßig straffällig sind. In deren Familie findet man meist weitere Straftäter (Vererbung?), aber oft erhielten sie auch eine völlig rücksichtslose Erziehung. Erstere sollten eine tiefenpsychologische Gesprächstherapie wahrnehmen, Letzteren kann im Rahmen forensischer Behandlung, beispielsweise in Landeskrankenhäusern, manchmal geholfen werden.

NEID: FORDERNDER ANTRIEB ODER ZERSTÖRERISCHE MISSGUNST?

Zwei Freunde warten an einer Bushaltestelle. Da fährt langsam ein strahlend blaues Mercedes Cabrio vorbei, am Steuer ein junger Mann mit gegeltem Haar. Sagt der eine: »So einen werde ich auch mal fahren, irgendwann«. Sagt der andere: »Dieser Arsch geht auch noch mal zu Fuß«. Wie würden Sie reagieren? Ihre Reaktion gibt dem Arzt/Psychologen bereits Hinweise auf Ihre Zufriedenheit, Ihr Glücksgefühl. Biologisch ist Neid zunächst wertfrei eine der Grundemotionen wie beispielsweise auch Freude, Ekel, Scham, Trauer. Man kann theoretisch auf fast alles neidisch sein. In der Regel geht es aber um materielle Besitztümer, um (Liebes-, Freundes-) Beziehungen, um Eigenschaften eines anderen, einer anderen Gruppe. In der Entwicklung des Lebens hat alles Dauerhafte seinen Überlebensvorteil nachgewiesen, also auch der Neid.

Wie trägt denn Neid zum Überleben bei? Er treibt uns im positiven Fall an, etwas zu erreichen, was jemand anderes schon hat; er macht uns ehrgeizig. Dies sieht die kapitalistische Gesellschaft gerne, denn die Energie, die Kraft, die wir darauf verwenden, kommt zum Teil über die steuerliche Umverteilung wieder der Gesellschaft zugute [a]. Noch direkter war dies sicher in frühzeitlichen Menschenhorden zu spüren, wenn beispielsweise ein Stamm den anderen um sein fruchtbares Ackerland beneidete. Man setzte nun alles daran, es den anderen gleichzutun, und schuf somit bessere Lebensgrundlagen für alle.

Neid hat also eine persönliche und eine Gruppenbedeutung (gesellschaftliche Bedeutung). Er kann mehrfach täglich auftauchen und wieder vergehen, wie viele andere Emotionen auch. Er kann aber auch überwiegen. Dann nagt er, schmerzt, kann das Leben eines Menschen zumindest zeitweise bestimmen und vermiesen. Dabei handelt es sich oft um Menschen mit unsicherem Selbstwertgefühl, wobei äußere Besitztümer als Stabilisator dieses Selbstwertes herangezogen werden müssen.

Hier kann nun sowohl der Einzelne als auch die Gruppe missgünstig reagieren, dem »Besitzenden« Schaden wünschen, versuchen, mit Intrige, Verrat, Hass, Hetze das Klima gegen den oder die anderen zu vergiften, wobei man gerne seine Hände »in Unschuld wäscht«, sich anonym im Hintergrund verhält, wie ein »Sniper«, ein »Heckenschütze«. Dieser Neid ist destruktiv, unerwünscht und wendet sich meist irgendwann gegen den Neider selbst.

In der oben beschriebenen frühzeitlichen Situation (»fruchtbares Ackerland«) hätte ein missgünstiger Hordenführer/

König wahrscheinlich einen Grund gesucht, den Nachbarstamm anzugreifen und sich dessen Besitz anzueignen [b].

Gesellschaftlich gab es leider in Deutschland generationsübergreifend gute Gründe, neidisch zu sein, vor allem dann, wenn man sowieso wenig Selbstbewusstsein hatte. Und auf Selbstbewusstsein wurde bekanntlich in der Erziehung früherer Generationen wenig Wert gelegt. In der Nachkriegsgesellschaft, mit der ungerechten Verteilung beispielsweise der Immobiliengüter (»Mein Haus wurde zerbombt, das meines Nachbarn nicht. Der hat nun wieder Geld und kann in Urlaub nach Italien, ich muss rumkrebsen und sehen, wo ich mit meiner Familie bleibe«, »wie darf so etwas sein?«) oder der nachfolgenden Unruhegeneration der 68er (»Wir haben Mangel an allen höherwertigen Gütern und müssen die historische Schuld der Kriegsgeneration tragen, uns abschuften und kämpfen. Aber der nachrückenden Generation (Babyboomer) wird alles regelrecht nachgeschmissen«. »Wie darf das sein?«), ebenso wie nach der Revolution in der DDR 1989 und der Wiedervereinigung. Auch dort war viel Platz für Neid. 2008 untersuchte das der Psychologe Rolf Haubl. Er erkannte, dass mehr als die Hälfte der Deutschen eine »Neidgesellschaft« wahrnahmen, wobei Ostdeutsche stärker zu dieser Aussage tendierten und entsprechend »empörend-neidisch« reagierten. So wurden subjektiv als vollwertig empfundene Lebensleistungen mit niedrigeren Renten bedacht, Karrierechancen durch »Wessies« blockiert, niedrigere Löhne gezahlt etc.

Heute wachsen viel mehr Menschen liebevoll auf – als »Wunschkinder«. Sie verfügen über alle erdenklichen materiellen Güter; ein Mangelgefühl kann sich kaum einstellen. Nun muss eigentlich sowohl das persönliche wie das »gesellschaftliche« Neidgefühl nachlassen.

Wie hängen Einkommen, Glück und Zufriedenheit zusammen? Es gibt mehrere Untersuchungen, die zeigen, dass ab einem gewissen Familieneinkommen das Glück nicht weiterwächst; bis dahin allerdings sehr wohl. 2010 lag diese Grenze bei 75.000 US-Dollar (damals 60.000 €). Ein geringes Einkommen verschärft allerdings den emotionalen Schmerz, der Unglücke wie Scheidung, Krankheit oder Einsamkeit begleitet.

Wie kann ich mit meinem Neid umgehen?

Zunächst: Akzeptieren Sie ihn! Damit akzeptieren Sie eben auch einen Teil von sich selbst und das erzeugt Selbstbewusstsein. Und damit verringert man ihn paradoxerweise gleich wieder. Am meisten nagt er nämlich, wenn ich ihn verdränge (»Neid? Kenne ich nicht«, »ich bin nie neidisch«).

Ziehen Sie kurz Bilanz, fragen Sie sich, was im Lauf Ihres Lebens auf der Strecke geblieben ist. Vielleicht werfen Sie sich immer noch vor, nicht die Modelagentur besucht zu haben, nach dem Abitur nie studiert zu haben. Oder Sie wollten schon immer Golf spielen, haben es sich aber ausreden lassen oder nicht leisten können.

»Neidische Augen sind unersättlich; sie sehen nur, was sie sehen wollen«, schreibt die amerikanische Psychologin Betsy Cohen in ihrem Buch »Der ganz normale Neid«. »Neid sieht niemals, was ein Mensch für seinen Erfolg hat zahlen müssen oder woran er trotz seines Erfolges leidet«.

Wenn Sie die Leistungen anderer nur mit dem Vergrößerungsglas betrachten, ihre eigenen aber ausnahmslos mit dem umgedrehten Fernrohr, dann müssen Sie sich schwach und minderwertig fühlen – die ideale Brutstätte für Neid. Wer dagegen sich selbst und seine Fähigkeiten und Vorzüge zu schätzen weiß, wird weniger anfällig sein. Was können Sie, was andere weniger können? Wofür schätzt man Sie?

Schreiben Sie auf, was Sie für Ihre Vorzüge halten. Was Ihre Familie, was Ihre Freunde und Bekannten an Ihnen lieben. Fragen Sie doch einfach mal Ihre Freunde, was sie für Ihre Stärken halten, worum sie Sie womöglich sogar beneiden könnten. Sie werden sehen, dass da einiges zusammenkommt, worauf Sie stolz sein können und was Ihr Selbstwertgefühl wieder ins Lot bringt.

Und dann – ganz wichtig: Überlegen Sie sich die vielen Anstrengungen, die eventuell dazugehörten, dies oder das zu erwerben (Haus, Auto, Ausbildung, körperliche Attraktivität) und dann **gönnen** Sie es dem anderen. Das Gönnen-Können ist der einfachste und beste Schlüssel, den wir haben, sich des Neides zu erwehren, ihn in einen sympathischen Charakterzug umzuwandeln.

Sind wir selbst einmal Gegenstand des Neides anderer, sollten wir das beobachten, um nicht aus der Gruppe ausgestoßen zu werden. Hängt es mit Äußerlichkeiten zusammen (z. B. Attraktivität), sollten wir unbedingt selbstironisch mit uns umgehen können. Denn nur wenige Menschen sind selbstbewusst genug, jemand deutlich Attraktiveren in ihrer Nähe zu ertragen. Hängt der Neid an materiellen Dingen, dann sollten wir in gewissen Grenzen großzügig sein. Zu viel davon bringt einem aber den Ruf ein, »sich Freundschaften zu kaufen«. Beneidet man uns um Partnerschaften, dann muss man sich auf spaltende Kommentare gefasst machen oder sogar auf »Abwerbungen«. Geht es aber um Positionen, dann seid stolz und sagt euch: »Neid ist die höchste Form der gesellschaftlichen Anerkennung«!

EIFERSUCHT

Wer kennt das nicht? Unser Partner unterhält sich mit jemand anderem; es sieht so aus, als fühle er sich sehr wohl. Wir registrieren vielleicht sogar Flirtsignale. Plötzlich spüren wir einen beißenden, quälenden Schmerz. Was ist los? Bin ich etwa eifersüchtig? Wir überlegen plötzlich, was in unserer Beziehung falsch läuft, ob wir nachlässig geworden sind, die Partnerschaft vielleicht schon für selbstverständlich gehalten haben. Wir überlegen, was der/die andere hat, was wir nicht haben. Was würde aus uns, wenn wir den Partner verlieren würden, in doppelter Hinsicht abtreten müssten? Oder wir erkennen, wie wenig wir unserem Partner vertrauen (was an uns, an ihm oder an beiden) liegen kann.

Hier offenbart sich uns unser Besitzdenken (das wir doch normalerweise weit von uns weisen, schließlich sind wir alle doch aufgeklärte Menschen). Auch unsere Verlustangst meldet sich. Können wir den Partner halten, trotz vielleicht attraktiver Konkurrenz? Dies wirft auch ein Schlaglicht auf unser Selbstbewusstsein. Sind wir uns unseres eigenen Wertes bewusst oder glauben wir heimlich, die anderen sind doch »besser, attraktiver«, »mehr wert« als wir?

Was passiert da nur mit uns? Evolutionsbiologisch hat sich kein Gefühl umsonst entwickelt, in irgendeiner Art hat es zu unserem Überleben als Spezies beigetragen. Eifersucht gibt es ja auch schon im Tierreich. Versuche an Affen haben gezeigt, dass sich Stellen im lateralen Septum (einer Struktur des Zwischen- und Großhirns, das Emotionen, vegetative Reaktionen und Gedächtnisinhalte mit reguliert) aktivieren, wenn diese in eifersuchtsauslösende Situationen gebracht werden. Biologische Forscher erklären dies mit der Sorge des Männchens, nicht seine eigene genetische Nachkommenschaft großzuziehen, sondern die eines Nebenbuhlers. Bei den Weibchen soll die Sorge um den Verlust des Versorgers die Emotion begründen.

In unserer modernen Welt arbeiten zwar noch alle Emotionen in uns, aber durch die Entwicklung des Großhirns zu immer größerer Rationalität, verändern sich teilweise deren Bestimmungen, manche scheinen sogar gänzlich überflüssig geworden zu sein. Sozialforscher erklären nun, dass heutzutage die Eifersucht eher unsere Angst anzeigt, aus einer Beziehung ausgeschlossen zu werden.

Also, wie bei allen Gefühlen, so gilt auch hier: Das Gefühl ist erst einmal nicht ungesund; es kommt darauf an, was wir daraus machen, wie wir mit ihm umgehen.

Wo hört gesunder Umgang auf und fängt krankhaftes Geschehen an?

Der Übergang ist – natürlich – fließend. Rede ich mit dem Partner, kläre die Situation oder beruhige ich mich selbst im Vertrauen auf dessen Treue oder/und meinen eigenen Wert, bin ich sicher im gesunden Bereich. Das kann sogar die Beziehung festigen, denn wir alle freuen uns hin und wieder über eine Bestätigung und darüber, dass der andere noch Interesse an uns hat. Fange ich aber an, dem Partner hinterher zu spionieren, ihn zu kontrollieren (heute wahrscheinlich überwiegend Handys, Soziale Medien, Kontakte etc.), bin ich damit schon mitten im problematischen Bereich. Hat der Partner durch sein früheres Verhalten – auch für andere erkennbar – Anlass dazu gegeben, so mag es noch gesund sein. Dann muss ich mich allerdings fragen, warum ich überhaupt noch an der Partnerschaft festhalte und ob ich mir so viel Misstrauen wirklich zumuten möchte.

Werde ich jedoch von meiner Eifersucht dominiert, beschäftige ich mich stundenlang, vielleicht sogar täglich damit, dann bin ich psychisch sicher nicht mehr gesund. Wenn mich dann noch die Gegenargumente anderer nicht überzeugen, ich einfach nicht ablassen kann, obwohl die Tatsachen gegen mein Gefühl sprechen, dann leide ich bereits an einer überwertigen Eifersucht. Diese tritt häufiger bei bestimmten Persönlichkeitsstörungen (paranoid, narzisstisch, Borderline, meiner Erfahrung nach auch bei abhängigen und unsicheren Menschen) auf.

Hintergrund bilden dabei meist gestörte frühe Bindungen an die Eltern. Von diesen habe ich Ablehnung, Ambivalenz, Benutztwerden erfahren; ich durfte kein stabiles Selbstvertrauen aufbauen und habe Bindungen als unsicher, fragil oder gar als schädigend erlebt. Gerate ich nun, wie es vielen von uns hin und wieder ergeht, in eine Erschöpfungsphase oder sogar Depression, dann fehlt mir die innere Energie, meine Emotionen an die Wirklichkeit anzupassen, sie zu kontrollieren. Dies kann zu massiven Beziehungsstörungen und Trennungskonflikten führen, da das für den Partner meist unerträglich ist.

Als Extremstufe gibt es den Eifersuchtswahn. Nichts kann mich mehr von der Treue meines Partners überzeugen; ich bin mir völlig sicher, dass er fremdgeht, obwohl dies für alle anderen absolut nicht nachvollziehbar ist. Auch völlig neutrale Signale, Gebärden, Sätze des Partners interpretiere ich als klare Zeichen, dass ich Recht habe. Ich selbst halte mich dabei für gesund; die anderen sind für mich blind und krank.

Dies ist eine ernsthafte Komplikation beispielsweise im Rahmen von Alkoholkrankheit (hier treten erschwerend oft noch Potenzstörungen hinzu), schizophrenen Störungen oder als Ausdruck einer Hirnschädigung (oft sind bestimmte Hirnareale betroffen, z. B. nach Schlaganfällen, Demenz, Entzündungen oder nach Unfällen). Es kann auch zu Gewalttaten kommen bis hin zu Totschlag und Mord.

Wie kann ich als Arzt helfen?

Bei den leichteren, ungesunden Zuständen werde ich zur Psychotherapie raten. Dabei müssen die frühkindlichen Ursachen der Bindungsstörung und des mangelnden Selbstbewusstseins angegangen und eventuell auch Paargespräche angeboten werden. Kommt es zu überwertiger Eifersucht, beispielsweise im Rahmen von Erschöpfung, dann müssen Entlastung und Erholung her. Der Partner sollte eventuell mit einbezogen werden. Auch Rehamaßnahmen können dann helfen. Bestimmte Medikamente können ebenfalls zur Linderung beitragen. Natürlich muss auch hier, in Abhängigkeit von der Belastbarkeit des Patienten, psychotherapeutisch gearbeitet werden. Besteht eine zumindest mittelschwere Depression, dann wirken oft sogenannte Neuroleptika gut, die vorübergehend zu den Antidepressiva hinzugegeben werden.

Handelt es sich um einen Wahn, dann muss der Arzt zunächst herausfinden, um welche Erkrankung es sich handelt, und dann entsprechend der jeweiligen Richtlinien konsequent zur Entwöhnung (bei Alkohol) raten, sowie medikamentös und mit spezieller Psychotherapie behandeln, auch stationär.

Außer bei Letzterem sind die Erfolgsaussichten meist gut. Ein Wahn kann in seinen Ausprägungen jedoch hartnäckig bleiben, auch in Abhängigkeit von der Grunderkrankung. Zumindest Reste davon findet der Psychiater oft lebenslang.

FRÜHLINGSGEFÜHLE

Der Frühling ist da, und wir reagieren darauf. Wir spüren einen verstärkten Aktivitätsdrang, achten sorgfältiger auf unser Äußeres. Die Sonne wärmt schon, wir zeigen »Haut«, unser Bindungs- und Sexualverhalten bekommt mehr Schwung. Die Gedankenwelt wird wieder weiter, wir planen mehr, schauen optimistischer in die Zukunft, weniger sorgenvoll im Vergleich mit der Herbst-/Winterzeit. Die Natur explodiert, wir genießen Farben, Gerüche und Geräusche. Schneller als sonst, werden wir uns verlieben.

Was passiert eigentlich in uns, mit uns, wenn wir verliebt sind? Unser Gehirn ist unser Gefühlszentrum und größtes Sexualorgan. Nach Auswertung von Hirnaktivitätsbildern (fNMR) verliebter Menschen scheinen Hypothalamus und Cingulum (kleine Hirnareale) besondere Bedeutung beim Verliebtsein zu haben. Besonders wichtig ist das Hormon Oxytocin, das sowohl im Gehirn als auch im Gesamtorganismus wirksam ist. Es wird im Hypothalamus produziert und von der Hirnanhangsdrüse ins Blut abgegeben. Oxytocin wird für unsere soziale Bindungsfähigkeit und das Treueverhalten verantwortlich gemacht. Es regt zudem die Milchproduktion der Brust an, erhöht die Spermienbeweglichkeit, verbessert die Immunlage.

Im Gehirn sind die Neurotransmitter (Überträgerstoffe) Dopamin und Noradrenalin erhöht. Dies ist für den Psychiater und Psychotherapeuten nicht überraschend. Schon lange wissen wir, dass Noradrenalin bei Manien eine wichtige Rolle spielt. Hierbei handelt es sich um Krankheitszustände mit erhöhtem Tatendrang, geringem Schlafbedürfnis, starkem Ideendrängen, erhöhter sexueller Aktivität und sozialem Kontaktbedürfnis etc. So ist eine Differentialdiagnose der Manie auch die Verliebtheit, an die der Psychiater denken muss.

Erschwert wird die Diagnose dadurch, dass Patienten in einem manischen Schub sich auch verlieben und umgekehrt (speziell unglückliches) Verliebtsein als Belastungsfaktor bei entsprechend genetisch veranlagten Menschen einen manischen Schub auslösen kann. Menschen im manischen Zustand sollten aber unbedingt Medikamente erhalten; oft muss vorübergehend die psychiatrische und psychotherapeutische Klinik helfen.

Auch die Beteiligung von Dopamin am Verliebtsein ist gut verständlich. Dopamin ist der Botenstoff, mit dem wir uns belohnen. Viele unserer täglichen Verhaltensweisen sind unbewusst darauf abgestellt, einen Dopaminausstoß zu erhalten, der uns ein angenehmes Gefühl bereitet.

Verliebtsein ist gekoppelt an jede Menge angenehme Gefühle, vor allem, wenn die Verliebtheit erwidert wird. Krankhaft ist der Liebeswahn. Hierbei ist der Patient fest davon überzeugt, dass die Person, in die er womöglich selbst verliebt ist, ihn liebt. Auch bei bewiesenem Gegenteil bleibt er bei dieser Überzeugung, zeigt für die Umwelt oft nicht mehr nachvollziehbare bizarre Verhaltensweisen, dreht Sinn und Inhalt von Gesprochenem um, in der unerschütterlichen Gewissheit, geliebt zu werden. Liebeswahn kann Teil eines schizophrenen oder manischen Krankheitsschubes sein (Psychose), kann aber auch bei (meist eher leichten) Hirnveränderungen, sogar bei Tumoren auftreten. Ähnliches können auch kurzfristig Menschen mit bestimmten Persönlichkeitsstörungen durchmachen.

Allen anderen glücklich Verliebten gratulieren wir. Die unglücklich Verliebten sollten sich trösten, indem sie ihre Verliebtheit dennoch genießen, als das, was sie ist: Ausdruck von Vitalität und eines intakten Gefühlslebens.

ANGST, DIE PLÖTZLICH ALLE VERBINDET

Entgegen den Erwartungen ging es 2020 vielen depressiven, ängstlichen und zwanghaften Patienten trotz »Corona« ein wenig besser! Warum eigentlich?

Menschen mit schweren Depressionen fühlen sich in der Regel einsam, isoliert, unverstanden, glauben, sich für ihren Zustand rechtfertigen zu müssen. Sie sind zumindest stundenweise voller Angst und Panik, ziehen sich zurück. In der Krise erleben sie aber bei vielen Menschen angedeutet Ähnliches. Dadurch fühlen sie sich den anderen wieder näher, was sie etwas erleichtert. Außerdem wird der – oft überflüssige – Rechtfertigungsdruck (»Was hast du denn? Warum kommst du nicht mit uns? Warum kannst du dies und das nicht machen?«) geringer, denn die anderen sind mit sich selbst beschäftigt und nicken manche Ängste und Sorgen einfach ab.

Bei unseren Patienten führt dies im Durchschnitt vielleicht zu 5–10 Prozent Besserung. Dies scheint nicht viel, kann aber vereinzelt eine große Bedeutung haben und die verloren gegangene Hoffnung wecken, gesund zu werden.

Ähnlich äußern sich Patienten mit stärkeren Zwängen: Sie sind relativ gelassen, wundern sich, wie viele zwanghafte Verhaltensmuster (dauerndes Händewaschen, nichts anfassen, um sich nicht anzustecken, Abstand halten etc.) sie plötzlich bei anderen erkennen – »dann bin ich ja gar nicht so verrückt!«. Dies lindert auch die Scham, die viele Zwangskranke mit ihren Symptomen verbinden.

Angstpatienten wiederum werden überraschend ruhig, leistungs- und hilfsbereit, wenn in ihrem Umfeld Angst und Panik ausbricht. Plötzlich hat ihre unbegründete Angst eine Rechtfertigung; das löst die Anspannung, »bekloppt« zu sein, den anderen »auf die Nerven zu fallen«, beispielsweise mit unbegründeten extremen Krankheitsängsten (Hypochondrie), Panik in Menschenmengen oder engen Räumen. Dankbar für das Gefühl, endlich nicht mehr alleine zu sein, leisten sie Hilfe, denn »mit Angst und Panik kenne ich mich gut aus«. Auch aus Kriegszeiten wissen wir, dass eben durch die allgemeine Angst, gedrückte Stimmung, sorgenvolles Grübeln und so weiter psychisch Erkrankte oft unauffällig bleiben, was zu angeblich sinkenden Krankheitsraten führt.

EINSAMKEIT IM ALTER

Einige meiner betagten Patienten und Patientinnen wurden während der Covid-Pandemie immer besorgter und trauriger. Der Grund war, dass sie unsicher über den Verlauf der Pandemie waren, dass sie Angst hatten, sich zu infizieren, dass sie sich zurückziehen, um sich zu schützen. Sie befolgten sorgsam die AHA-Regeln und grübelten, wann das alles vorbei sein sollte. Aufmerksam verfolgten sie die Nachrichten, die leider ihre Ängste weiter verstärkten. Sie grübelten, suchten nach einem Hoffnungsschimmer, ob sich bald etwas zum Positiven änderte. Täglich wurden sie enttäuscht.

Diese Menschen sind jetzt vielleicht 75–80 Jahre alt und denken darüber nach, wie viel Leben ihnen noch bleibt. Viele habe sich soweit es geht fit gehalten, gesund ernährt und wollten ihre verbleibende Zeit mit Reisen und Treffen mit Kindern und Enkeln verbringen. Auch der Kreis der Freunde wird naturgemäß immer kleiner. Corona verstärkte diesen Prozess – weniger durch verstorbene Freunde als vielmehr durch die Angst sich anzustecken. Hinzu kommen ständig Nachrichten, die einen Rückzug und ein Leben in notgedrungener Einsamkeit quasi als lebensrettend verheißen. So verrinnt ihnen die Zeit zwischen den Fingern. Ein solches Leben ist für viele ja nicht lebenswert. Was also tun? Unsicher rätseln sie, wie es weitergehen soll. Soll man doch etwas riskieren, um sich die Zeit zusammen mit dem Partner noch so schön wie möglich zu machen, oder bringt man sich für den einen oder anderen Reisetraum oder für das Familienfest oder das Treffen mit Freunden in Gefahr? Und die Familie eventuell auch? Dann doch lieber darauf verzichten und auf eine Besserung im nächsten Jahr hoffen. Aber erlebe ich das überhaupt noch? Macht meine Gesundheit noch solange mit?

Die Diakonie verzeichnet vor allem in den Großstädten eine zunehmende Vereinsamung. Die Telefonseelsorge berichtet von 25–30 Prozent mehr Anrufen, die sich um die Themen Verunsicherung, Ängste und Einsamkeit drehen. Inzwischen sorgen sich fast so viele Menschen um ihre Vereinsamung wie um den Geldmangel im Alter. Und viele haben sogar Todesangst, verstärkt durch die schlimme Vorstellung, alleine sterben zu müssen. Allerdings: Laut einem Gutachten des Sozialverband

Deutschland fühlen sich ältere Menschen, die noch aktiv sind und in festen Bindungen leben, weniger einsam als junge Menschen, die ihren Platz in der Gesellschaft noch finden müssen.

So finden beispielsweise junge Familien keine Zeit mehr, ihre sozialen Kontakte zu pflegen, die auch Entlastungen im manchmal stressigen Alltag bieten konnten. Jüngere Menschen fühlen sich teilweise relativ einsam, da sie mehr soziale Kontakte als ältere Menschen brauchen. Vor Corona stuften sich die Menschen – auf einer Art Einsamkeitsskala – von Null bis Zwölf durchschnittlich bei 3 ein, Ende 2020 liegt dieser Wert bei 5,4.

Ebenfalls betroffen sind Menschen mit Zwängen, Depressionen, Ängsten und Essstörungen, sowie chronisch Erkrankte, Menschen mit Behinderungen, sehr Arme und Langzeitarbeitslose sowie deren Kinder.

Um hier von Seiten des Staates Vorsorge zu treffen, regt der Sozialverband an, die gesellschaftliche Teilhabe zu stärken, Armut zu bekämpfen, die Vereinbarkeit von Familie und Beruf für Alleinerziehende zu verbessern, Kinder und Jugendliche besonders zu unterstützen und die Digitalisierung voranzutreiben.

AGGRESSION: LEBENSKRAFT ODER ZERSTÖRUNGSWUT?

Aggression leitet sich von dem lateinischen Wort »aggredere« ab, was soviel heißt wie »angreifen, herangehen«. Es beschreibt eines der zumindest in Deutschland meist diskutierten und unterdrückten Gefühle überhaupt. Im Alltag eines Therapeuten tritt dieses Thema immer wieder auf.

Wie oben bereits beschrieben, hat sich alles an und »in« uns evolutionär zufällig entwickelt. Alles Bestehende hat uns aber rückblickend im Anpassungsprozess an die jeweilige Umwelt irgendeinen Vorteil gebracht, so natürlich auch die Aggression. Kaum ein höheres Lebewesen ist ohne Aggressionen denkbar. Sie wurde gebraucht, um zu jagen, zu töten, zu erobern, zu dominieren, sich durchzusetzen, zu behaupten, zu verteidigen und so weiter. Ohne sie wäre der Mensch nicht das geworden, was er ist.

Der Erfolg des Menschen und seine unwiderstehliche Ausbreitung hätte niemals ohne Aggressivität stattfinden können. Diese Ausbreitung hat heutzutage allerdings zu einer Umbewertung von Aggression geführt. Heute sind die Gesellschaften oft dermaßen dicht besiedelt und unser Zusammenleben ist so auf friedliche Kooperation angewiesen, dass ungesteuerte, unkontrollierte Aggression zu einem Nachteil für das Individuum geworden ist. Sie gilt es daher, in die Schranken zu weisen. Das ändert aber nichts an der Tatsache ihres Vorhandenseins.

Wie verstehe ich Aggressionen nun richtig? Und wie kann ich mit ihnen umgehen? Aggressiv zu sein, bedeutet zunächst einmal völlig neutral, voller (emotionaler) Energie zu sein. Das Gefühl entsteht im limbischen System unseres Gehirns zu den verschiedensten Gelegenheiten und sorgt dafür, dass wir hormonell aufgeladen werden mit Cortisol, Noradrenalin und Adrenalin aus den Nebennieren. Sind wir akut gestresst, dann haben wir mehr Stresshormon im Blut und reagieren viel schneller aggressiv. Dies vermittelt die sogenannte »Stressachse« (Hypothalamus-Hypophysen-Nebennieren-Achse). Stehen wir aber permanent unter Stress, nimmt die Aggressivität ab.

Sind wir nun aggressiv, das heißt voller Energie, dann liegt es an uns, wie wir mit dieser Energie umgehen. Wir können damit wie oben beschrieben angreifen, zerstören, jagen und so weiter. Wir können aber genauso gut damit fantastisch arbeiten. In meiner Zeit als Oberarzt schaffte ich es, meinen Schreibtisch, wenn ich sauer war, in Windeseile von unerledigten Aufgaben zu befreien.

Wir können mutig auf Leute zugehen und Kontakte knüpfen. Nicht wenige Freundschaften und auch Liebesbeziehungen entstehen, weil Menschen erst durch Aggressivität den Mut finden, auf den anderen (kontrolliert) zuzugehen.

Wir können kreativ sein. Ich erwähne den amerikanischen Jahrhundertmaler Jackson Pollock, dessen wichtigste Werke in nur fünf Jahren entstanden. Er litt unter dauerndem Zorn, trank viel Alkohol zur »Entspannung«. Schließlich kam er auf die Idee, sich mit Farbtuben und -töpfen über riesige Leinwände zu stellen und diese wie ein Wilder auf die Leinwand zu tropfen und zu klecksen. Es entstanden dermaßen faszinierende Muster, dass sein Bild »Komposition Nr. Fünf« 2005 das damals teuerste Bild der Welt wurde (140 Millionen Dollar). Außerdem begründetet er eine eigene Stilrichtung (»action painting«, »drip painting«). Wer diese Geschichte literarisch genießen möchte, lese von John Updike »Sucht mein Angesicht«.

Wir können zornig Sport betreiben. Viele der schwitzenden und vor sich hin starrenden Menschen, die uns als Jogger entgegenkommen, tun gerade nichts anderes, als ihre Aggressionen abzubauen. Dies ist erstens (kontrolliert) ungefährlich und zweitens auch noch gesund für den Körper.

Wir können – natürlich nur einvernehmlich – guten Sex haben. Aggressivität »im Bett« kann in kontrollierter Form äußerst erotisierend sein.

Wir können uns und unserer Familie ein Haus bauen. Unzählige Menschen haben, vor allem früher, nach der Arbeit voller aggressiver Spannung die Kelle in die Hand genommen und sich und ihren Liebsten ein Heim errichtet. Noch heute reagieren sich viele Menschen bei der Gestaltung ihres Gartens ab.

Wie aus dem Gesagten ersichtlich, geht es beim richtigen Umgang mit Aggression also nicht um deren Unterdrückung oder im anderen Extrem um Akzeptanz impulsiver Zerstörungswut, sondern um Kontrolle! Wenn wir Aggressionskontrolle erlernen dürfen, haben wir vielfach Energie zur Verfügung, mit der wir Positives gestalten und unser Leben voranbringen können.

Wann bildet sich die Kontrolle? In unserer frühen Kindheit, um das zweite Lebensjahr herum, entwickeln wir erste Aggressionen. Wie bei allen Gefühlen ist dabei entscheidend, wie die Umwelt, meistens also die Eltern, mit uns umgehen. Dabei gehen wir von einem Kontinuum »wenig bis stark aggressiv« aus, das genetisch vorgegeben ist. Dass Menschen »von Natur aus aggressiv und zerstörerisch sind«, ist ein extremer Sonderfall. Hierzu hat der deutsche Arzt Dr. Clemens an der RWTH Aachen 2016 eine preisgekrönte Arbeit vorgelegt. In dieser weist er nach, dass eine geringere Aktivität des Enzyms MAO-A zu aggressivem Verhalten führen kann. Ob und inwieweit dies jedoch durch ausschließlich genetische und/oder aber epigenetische, sowie Umwelteinflüsse, wie Traumatisierungen entsteht, ist umstritten.

Aber zurück zur »Normalität«: Wachsen wir in einer nicht liebevollen, nicht akzeptierenden und annehmenden Atmosphäre auf, dann wird Aggressivität von den Eltern beispielsweise unterdrückt, bestraft, bloßgestellt. Wir lernen dann, dass da etwas »Schlechtes« in uns ist, und unterdrücken es. Denn wir können es nicht ertragen, dass Mama und Papa in irgendeiner Art böse auf uns sind. Da wir das Gefühl aber trotzdem haben, beobachten wir, wie unsere Eltern damit umgehen, und lernen »am Vorbild«, werden also genauso schuldbewusst und unterwürfig wie beispielsweise die Mutter oder genauso unkontrolliert impulsiv wie beispielsweise der Vater. Dies schafft leider »gute« Voraussetzungen, um später bei

Therapeuten wie mir zu landen und mühsam die Gefühlskontrolle hinzu lernen zu müssen.

Werden wir aber angenommen, wenn wir aggressiv sind, durch liebevolle Erziehung und Führung angeleitet, anderen nicht wehzutun und Dinge nicht zu zerstören, dann lernen wir schon in Kindertagen Schritt für Schritt, uns »über« dieses Gefühl zu stellen, es zu beherrschen, anstatt uns von ihm beherrschen zu lassen.

Konkret heißt das: Ist mein zweijähriger Sohn oder Tochter zum ersten Mal wütend, dann nehme ich mein Kind in den Arm, küsse und drücke es kurz innig und sage ihm, dass ich es lieb habe. Damit ist die erste Luft schon raus und das Kind bekommt das Gefühl, dass alles gut ist (eben auch, dass es aggressiv sein darf). In den nächsten Monaten lernt es dann zu Hause und beim Spielen mit anderen, ganz normal Rangordnungen zu bilden, sich zu streiten, sich zu versöhnen und all das. Daran erfreue ich mich, genieße die Lebendigkeit meines Kindes und freue mich, dass es anfängt, seine Bedürfnisse zu spüren und durchsetzen zu wollen.

Kommt es aber zu Übergriffen (typisch: einem anderen Kind die Schippe auf den Kopf hauen) oder zu Alltagsstress (typisch: an der Supermarktkasse unbedingt Süßes haben wollen), dann gebe ich meinem Kind eine kurze Auszeit, erkläre, dass man das nicht darf, entschuldige mich eventuell bei den Eltern /den Umstehenden, sage ein Wort des Trostes zum anderen Kind oder nehme mein Kind – an der Kasse – auf den Arm und setze meinen Willen klar, aber sanft durch. Danach lasse ich es weiter seine Kinderdinge machen.

Keinesfalls sollte ich sein Verhalten als »Machtspiel« missverstehen und mich in Kämpfe mit ihm verstricken. Damit würde ich ihm als Elternteil zeigen, dass ich **eben nicht** »über« dem Gefühl stehe. Wie soll mein Kind es dann besser lernen? Ich vertraue also erst einmal darauf, dass sich das

Gefühlsleben meiner Kinder natürlich, gesund und richtig entwickelt, und greife »erziehend«, steuernd nur bei echtem sozial unerwünschtem Fehlverhalten ein.

Sollte ich Elternteil eines besonders aggressiven Kindes sein (auch durch Rückmeldungen von anderen, beispielsweise aus dem Kindergarten), dann muss ich frühzeitig therapeutische Hilfe hinzuziehen. Gut ist dann aber auch nach eigenen Verhaltensfehlern im Umgang mit Aggressivität zu suchen. Wenn wir selbst Dinge ändern sind wir gute Vorbilder für unsere Kinder.

Somatoforme Störungen

Hypochondrie: gesunde Kranke

»Herr Doktor, ich habe bestimmt Krebs«. Mit dieser oder ähnlichen Bemerkungen (auch »Herzinfarkt«, »Schlaganfall« etc.) kommen gelegentlich, körperlich meist vollkommen gesunde Menschen völlig verzweifelt und voller Panik in eine Arztpraxis. Sie haben eine geringfügige Veränderung ihrer körpereigenen Funktionen wahrgenommen, wie sie natürlicherweise immer wieder vorkommen (beispielsweise schnellerer Herzschlag, ein »Stechen« oder »Druckgefühl« irgendwo, eine Blutdruckschwankung etc.), und interpretieren diese ängstlich um, reagieren mit Panikattacken.

Wenn diese Beschwerden länger als sechs Monate andauern, körperlich abgeklärt sind, sich auf höchstens zwei schwere Krankheiten beziehen und das tägliche Leben erheblich beeinflussen, stellt man die Diagnose »Hypochondrische Störung«.

Ärzte können nun immer wieder versichern, dass sie keine organische Krankheit finden können, die Patienten beruhigt das allenfalls ein paar Tage bis zur nächsten Missempfindung. Circa 0,8 Prozent aller Menschen (weltweit gleichwertig verteilt) sollen hieran leiden. Die Ursachen sind unklar. Vermutet werden Fehlfunktionen im Vorderhirn, sowie eine Mischung aus genetischen und psychischen Faktoren.

Viel häufiger erscheint die Hypochondrie jedoch gemeinsam mit Depression, Erschöpfung, verschiedenen Angststörungen, Trauerreaktionen, seltener als hypochondrischer Wahn (unverrückbare falsche Überzeugung) bei

Schizophrenie, Demenz oder isoliert bei diskreten Hirnschäden.

Bessert sich eine Depression oder ein Erschöpfungszustand, dann erlebt man oft, dass auch diese Befürchtungen zurückgehen oder verschwinden. Eng verwandt ist die Angst, an einer körperlichen Entstellung zu leiden (körperdysmorphobe Störung). Viele von uns Ärzten kennen übrigens selbst solche Ängste, wenn wir uns im Studium übermäßig mit Krankheiten auseinandersetzen müssen: »vorübergehende Hypochondrie«.

Oft fühlen sich die Patienten mit ihren Beschwerden nicht ernst genommen, vor allem, wenn Ärzte sich zu sehr auf »organische Befunde« berufen, oder umgekehrt Psychologen einseitig »die Psyche« betonen, um Krankheit beziehungsweise Gesundheit zu definieren.

Natürlich findet man heute, da Arbeits- und Sozialpolitik oft in das Gesundheitswesen einfließen, Menschen, die Symptome spielen. Diese haben jedoch kaum spürbaren Leidensdruck! Der Patient mit hypochondrischen Ängsten würde aber lieber auf Rente oder Job verzichten, wenn er nur diese quälenden Gedanken loswürde!

Therapeutisch stehen anfangs Aufklärung und Behandlung der Begleiterkrankungen im Vordergrund. Der Patient sollte den Konsum von Gesundheitsberichten in den Medien aufgeben, da dies immer wieder zum Aufleben der Angst führt. Außerdem sollte er regelmäßig, aber selten, Gesundheitschecks beim Hausarzt (je nach Krankheitsangst auch beim Facharzt) durchführen lassen. Mit dem Arzt vereinbart er dann, ihn dazwischen nicht mehr mit diesen Befürchtungen aufzusuchen.

Bei Depressionen und beim seltenen hypochondrischen Wahn müssen Medikamente eingesetzt werden – sehr vorsichtig, da die Patienten extrem sensibel auf eventuelle Nebenwirkungen reagieren. Ansonsten bilden kognitive

Verhaltenstherapien oder kombiniert mit tiefenpsychologisch orientierten Psychotherapien den Mittelpunkt der Behandlung.

Schmerzen statt Gefühle

Wer kennt das nicht: Überfordern wir uns, reagieren wir mit Kopfschmerzen oder Rückenbeschwerden. Viele Menschen, die sagen »Ich habe Kopfschmerzen«, meinen eigentlich, dass sie überfordert sind. Im Alltag fällt es aber manchmal schwer, Empfindungen auszudrücken.

Bei einigen Menschen spitzt sich dies gewaltig zu: Sie ahnen nicht, dass sich in ihren Schmerzen verschiedene Gefühlszustände wie Trauer, Wut oder Angst bemerkbar machen. Die realen Schmerzen stellen für sie die einzige Möglichkeit dar, sich ihrer Umgebung mitzuteilen. So kommt es vor, dass eine Patientin beim Arzt über schreckliche Rückenschmerzen klagt. Hört der Mediziner genauer hin, erfährt er: »Ich bin schon länger deprimiert und antriebsarm, vor einer Woche habe ich den Geburtstag meines Mannes vorbereitet, dabei habe ich mich überfordert und war deprimierter als vorher«.

Psychisch bedingte Schmerzen können auch nach Hirnschädigungen aller Art, bei Schizophrenie und Menschen mit Persönlichkeitsproblemen und Hypochondrie auftreten. Bei gleichzeitig vorliegenden Depressionen verändert der Thalamus (eine kleine Hirnstruktur, »unser Ton des Bewusstseins«) seine Funktion so, dass er viel geringere Signale als in gesunden Phasen »durchlässt«, was uns dann als Schmerz bewusst wird.

Oft mischen sich verschiedene Schmerzzustände mit unterschiedlichen psychischen Störungen. Der Psychiater und Psychotherapeut muss alle anderen Krankheiten ausschließen und dann die Therapie individuell anpassen. Liegen keine zusätzlichen psychischen Störungen vor, wird er wahrscheinlich eine Mischung aus Verhaltenstherapie,

Entspannungsübungen, Biofeedback (Erlernen von Schmerzkontrollen) und Tiefenpsychologie vorschlagen. Zudem wird er medikamentös eine Linderung mit bestimmten niedrig dosierten Antidepressiva versuchen.

Hochbegabung

WAR EINSTEIN BEHINDERT?

Wer durch Bern, die kleine mittelalterliche Hauptstadt unseres südlichen Nachbarn, schlendert, stößt unweigerlich auf die Kramgasse 49. Hier lebte Albert Einstein während seines 7-jährigen Aufenthaltes und entwickelte seine spezielle Relativitätstheorie ($E = mc^2$), die Grundlage der modernen Astrophysik. Wissenschaftler schätzen seinen Intelligenzquotienten (IQ) auf 150 bis 200. Hochbegabung wurde lange anhand des IQ definiert (mindestens 130). Einstein war also hochbegabt.

Die gemessene Intelligenz verteilt sich entsprechend der Berechnungen des Mathematikers Gauß normal, das heißt, dass allenfalls 2,5 Prozent aller Menschen (also jeder 40ste) hochbegabt sein kann. Zunehmend wird dieses Konzept aber erweitert. Es werden immer mehr Teilbereiche menschlicher Begabung identifiziert (mathematisch, sprachlich, musisch-kreativ, praktisch etc.), die auch in verschiedenen Kombinationen vorhanden sein können; es kommt also auf den Mensch als Individuum an.

WORAN ERKENNE ICH HEUTE EIN HOCHBEGABTES KIND?

Außer einem guten bis extremen IQ, beobachtet man eine auffallend flüssige und reife Sprache, eine sehr schnelle Auffassungsgabe, eine »intrinsische« Leistungsmotivation (das heißt, das Kind sucht sich seine Themen selbst, wird nicht von seinen Eltern angehalten) und ein »Elefantengedächtnis«. Selbst- und Fremdkritik äußern sie schon in jüngsten Jahren. Die Kinder lernen sehr rasch, nehmen Wissen »wie ein Schwamm« auf – mit einem oft extremen Detailwissen. Sie arbeiten schon früh eigenverantwortlich und gehen in bestimmten Fragen oder Themen ganz auf. Sie langweilen sich schnell bei Routinetätigkeiten, arbeiten zielgerichtet und genau. Sie erkennen schnell Ursache-Wirkungs-Zusammenhänge und grundlegende Prinzipien und interessieren sich früh für »Erwachsenenthemen«.

Es scheint so, dass die Kleinkinder mit dem höchsten IQ einen späteren und verlängerten Zuwachs der Hirnrinde erleben, mit entsprechender Zunahme an Zellverknüpfungsmöglichkeiten. Außerdem setzt die anschließende natürliche Schrumpfung später ein als bei Kindern mit normalem IQ. Dies betrifft wohl am meisten die jüngsten Hirnteile – im Vorderhirn. Auch stellte man fest, dass diese Kinder besser die rechte mit der linken Hirnhälfte zusammenarbeiten lassen können. Weiter wird vermutet, dass zumindest die männlichen Kinder im Kleinkindesalter einen niedrigeren Testosteronspiegel aufweisen.

Forschungen an Savants (so nennt man extrem teilbegabte Menschen, von denen es weltweit nur circa 100 gibt) haben ergeben, dass Schädigungen im Wechselspiel beider Hirnhälften (beispielsweise nach Unfällen oder Geburtstraumen) zu Höchstleistungen führen können.

Ein Savant kann beispielsweise innerhalb von 3 Tagen auf einer 20 m^2 großen Fläche den gesamten Stadtplan Roms dreidimensional aufzeichnen, nachdem er die Stadt einmal aus der entsprechenden Perspektive betrachtet hat. Der Detailreichtum ist überwältigend. Ein anderer vergisst nie etwas, was er einmal gelesen hat; er ist eine Art wandelnde Bibliothek. Ein dritter ist eher minderbegabt, kann aber jedes Tier, das er einmal gesehen hat, ohne weitere Anleitung wundervoll detailgetreu aus Ton nachformen. Es scheint so, als würden bestimmte Hemmungen (beispielsweise durch Sprache, Rechnen, Denkvorgänge) fortfallen, wenn die Gehirnhälften nicht mehr richtig miteinander kommunizieren, sodass sich einzelne Eigenschaften einer Hirnhälfte ungebremst entwickeln können.

Außerdem weisen einzelne Forscher darauf hin, dass viele sogenannte Genies (oft sicherlich Hochbegabte) sogenannte autistische Züge tragen, dass sie sich von einzelnen Themen faszinieren lassen können, ansonsten mit sehr wenig zwischenmenschlichen Kontakten leben, zurückgezogen, gehemmt und kontaktarm wirken. »Sheldon« aus der Sitcom »The Big Bang Theory« ist ein bekanntes Beispiel. Vielleicht ermöglicht hier das Defizit im sozialen Bereich die Ausgestaltung spezifischer Stärken im Intellektuellen.

Da, wo Eltern, Lehrer und schulpsychologischer Dienst zusammenarbeiten, gelingt ein Erkennen von Hochbegabung schnell. Leider hat sich, gefördert durch elterliche Hilflosigkeit und manchmal auch falschen Ehrgeiz, ein Markt entwickelt, auf dem nicht immer seriöse Anbieter viel Geld für eine Untersuchung fordern.

Wird anderseits ein Kind nicht als hochbegabt erkannt und gefördert, so kann es zu teils dramatischen Fehlentwicklungen kommen. Bis zu 50 Prozent solcher Kinder werden »underachiever«, das heißt, sie bleiben weit unter ihren Möglichkeiten, sogar hinter dem Durchschnitt zurück, werden beispielsweise zu Klassenclowns mit schlechten Noten, ähnlich wie manche hyperaktiven Kinder. Da sie wie wir alle von ihrem familiären und sozialen Umfeld mitgeprägt sind, kann sich durch negative Umweltbedingungen aus der wundervollen natürlichen Begabung eine regelrechte Behinderung entwickeln. Das Kind verharrt dann ohne Selbstbewusstsein in einer Außenseiterposition, hat Lernen nicht gelernt, konkurriert kaum und ist übersensibel und ängstlich aufgrund von Misserfolgen. Die Lernleistung sinkt, Wissenslücken werden größer.

Für die Gesellschaft bedeutet eine solche Fehlentwicklung einen Verlust. Auch wenn nicht aus jedem Hochbegabten ein Einstein wird, sollte doch gerade ein rohstoffarmes Land wie das unsrige sorgfältig alle Begabungen fördern. Im schulischen Bereich wurde hierzu beispielsweise das Drehtürmodell zur Begabtenförderung entwickelt.

Autismus-Spektrum-Störungen (ASS)

In diesem Kapitel beziehe ich mich aufgrund der umfangreichen Diagnostik, der schwierigen Therapie sowie der geringen eigenen Erfahrung fast ausschließlich auf die wegweisenden S3-Richtlinien!

Die Krankheitsbegriffe, mit denen ich noch gearbeitet habe (»Kanner- beziehungsweise Asperger-Syndrom«, beide nach Österreichern 1943/44 benannt, die unabhängig von einander jeweils unterschiedliche Grade von Autismus beschrieben), sind inzwischen obsolet.

Das ICD-11 der WHO lehnt sich richtigerweise stark an das DSM-V ([2013], deutsche Übersetzung 2015 [Falkai, Döpfner]) an, dem Diagnose-Handbuch der American Psychiatry Association (deren Mitglied ich seit 1997 bin und die uns anderen immer 10–15 Jahre voraus ist).

Die frühen Beschreibungen der Krankheitsbilder bleiben aber auch heute noch eine wesentliche Basis der Definition von Autismus-Spektrum-Störungen.

Kanner berichtete von elf Kinder, deren Gemeinsamkeiten er folgendermaßen umschreibt: »[…] die herausragende fundamentale […] Störung ist die von Geburt an bestehende Unfähigkeit, sich in normaler Weise mit Personen oder Situationen in Beziehung zu setzen. Die Eltern […] beschreiben [diese Kinder] als »selbstgenügsam«, »wie in einer Schale lebend«, »am glücklichsten, wenn sie alleine gelassen werden«, »handelnd, als ob niemand anwesend sei«, »nicht Notiz nehmend von ihrer Umgebung«, »den Eindruck stiller Weisheit vermittelnd, unfähig, das soziale Maß an sozialen Gespür aufzubringen«, »handelnd als ob sie hypnotisiert wären«. [....] Vorerst können wir bei diesen Kindern angeborene Störungen des affektiven Kontakts in Reinkultur feststellen«.

Asperger erkannte zeitgleich vier Patienten zwischen 6 und 11 Jahren, die ebenfalls Defizite in sozialen Interaktionen, jedoch keine Sprachentwicklungsstörung oder qualitative intellektuelle Auffälligkeiten zeigten.

Es besteht ein Konsens, dass den Autismus-Spektrum-Störungen neurobiologische Ursachen zugrunde liegen.

SYMPTOMATIK

Die Kernsymptome von Autismus-Spektrum-Störungen (ASS) umfassen altersunabhängige Defizite in der sozialen Interaktion und Kommunikation sowie eingeschränkte, repetitive Verhaltensmuster, Interessen oder Aktivitäten. Den Betroffenen fällt es sehr schwer, Beziehungen aufzubauen oder gar aufrecht zu erhalten und zu gestalten. Dies gilt auch schon innerhalb der Familie.

Sie haben große Schwierigkeiten, Mimik, Gestik und Blickverhalten zu verstehen, geschweige, sich damit zu verständigen. Humor, Ironie, Übertragung von Bedeutungen, beispielsweise bei Sprichwörtern stellt sie vor Rätsel, auch wenn ihr IQ im Normbereich oder darüber ist.

Eingeschränkte, repetitive Verhaltensweisen, Interessen oder Aktivitäten umfassen Spezialinteressen, ritualisierte Tagesabläufe und eine starke Abneigung gegenüber Veränderungen der eigenen Lebensumstände bilden den dritten wesentlichen Störungsbereich.

Diese Phänomene bestehen von frühester Kindheit an bestehen und bleiben lebenslang präsent.

Das klinische Erscheinungsbild verändert sich erheblich über die Lebensspanne vom Kleinkind über das Schulalter und die Pubertät bis hin zum (selbständigen) Leben als Erwachsener.

In unseren verschiedenen Lebensphasen pflegen wir unterschiedliche Kommunikations- und Interaktionsformen, in denen sich die Schwierigkeiten der Betroffenen natürlich auch in unterschiedlichem Grad bemerkbar machen.

ZUSAMMENGEFASST IN DEN KRITERIEN NACH ICD-11

Die Autismus-Spektrum-Störung ist gekennzeichnet durch anhaltende Defizite in der Fähigkeit, wechselseitige soziale Interaktionen und soziale Kommunikation zu initiieren und aufrechtzuerhalten, sowie durch eine Reihe von eingeschränkten, sich wiederholenden und unflexiblen Verhaltensmustern, Interessen oder Aktivitäten, die für das Alter und den soziokulturellen Kontext der Person eindeutig untypisch oder exzessiv sind.

Der Beginn der Störung liegt in der Entwicklungsphase, typischerweise in der frühen Kindheit, aber die Symptome können sich auch erst später vollständig manifestieren, wenn die sozialen Anforderungen die begrenzten Fähigkeiten übersteigen.

Die Defizite sind so schwerwiegend, dass sie zu Beeinträchtigungen in persönlichen, familiären, sozialen, schulischen, beruflichen oder anderen wichtigen Funktionsbereichen führen, und sind in der Regel ein durchgängiges Merkmal der Funktionsweise der Person, das in allen Bereichen zu beobachten ist, obwohl sie je nach sozialem, erzieherischem oder anderem Kontext variieren können. Personen, die dem Spektrum angehören, weisen ein breites Spektrum an intellektuellen Funktionen und Sprachfähigkeiten auf.

Da circa die Hälfte der Betroffenen einen IQ von über 70 aufweist, unterteilt man in »ASS mit und ohne Störung der intellektuellen Entwicklung«. Außerdem versuchen die Experten auch je nach Ausbildung der sprachlichen Fähigkeiten im Vergleich zu Gleichaltrigen sachgerechte Einteilungen der ASS zu erzielen.

Diagnose-Kriterien (ICD-11)

- Anhaltende Defizite bei der Anbahnung und Aufrechterhaltung sozialer Kommunikation und reziproker sozialer Interaktionen, die außerhalb des für das Alter und den intellektuellen Entwicklungsstand der Person typischen Funktionsbereichs liegen. Die spezifischen Ausprägungen dieser Defizite variieren je nach chronologischem Alter, verbalen und intellektuellen Fähigkeiten und dem Schweregrad der Störung. Zu den Manifestationen können Einschränkungen in den folgenden Bereichen gehören:
  - Verständnis von, Interesse an oder unangemessene Reaktionen auf verbale oder nonverbale soziale Kommunikation anderer.
  - Integration der gesprochenen Sprache mit typischen ergänzenden nonverbalen Hinweisen, wie Augenkontakt, Gestik, Mimik und Körpersprache. Diese nonverbalen Verhaltensweisen können auch in ihrer Häufigkeit oder Intensität reduziert sein.
  - Verständnis und Verwendung von Sprache in sozialen Kontexten und die Fähigkeit, wechselseitige soziale Gespräche zu initiieren und aufrechtzuerhalten.
  - Soziales Bewusstsein, das zu einem Verhalten führt, das nicht angemessen an den sozialen Kontext angepasst ist.

- Fähigkeit, sich die Gefühle, emotionalen Zustände und Haltungen anderer vorzustellen und darauf zu reagieren.
- Gegenseitiges Teilen von Interessen.
- Fähigkeit, typische Beziehungen zu Gleichaltrigen aufzubauen und aufrechtzuerhalten.

- Anhaltend eingeschränkte, sich wiederholende und unflexible Verhaltensmuster, Interessen oder Aktivitäten, die für das Alter und den soziokulturellen Kontext der Person eindeutig untypisch oder übertrieben sind. Dazu können gehören:
- Mangelnde Anpassungsfähigkeit an neue Erfahrungen und Umstände und damit verbundener Leidensdruck, der durch triviale Veränderungen in der vertrauten Umgebung oder als Reaktion auf unerwartete Ereignisse hervorgerufen werden kann.
- Unflexibles Festhalten an bestimmten Routinen; diese können beispielsweise geografisch bedingt sein, wie das Befolgen vertrauter Wege, oder sie können ein genaues Timing erfordern, wie beispielsweise Essenszeiten oder Transport.
- Übermäßiges Festhalten an Regeln (beispielsweise beim Spielen).
- Übermäßige und anhaltende ritualisierte Verhaltensmuster (beispielsweise die Beschäftigung mit dem Aufreihen oder Sortieren von Gegenständen auf eine bestimmte Weise), die keinem offensichtlichen äußeren Zweck dienen.
- Sich wiederholende und stereotype motorische Bewegungen, wie Ganzkörperbewegungen (beispielsweise Schaukeln), atypischer Gang, ungewöhnliche Hand- oder Fingerbewegungen und Körperhaltung. Diese Verhaltensweisen treten besonders häufig in der frühen Kindheit auf.

- Anhaltende Beschäftigung mit einem oder mehreren speziellen Interessen, Teilen von Gegenständen oder bestimmten Arten von Reizen (einschließlich Medien) oder eine ungewöhnlich starke Bindung an bestimmte Gegenstände (mit Ausnahme typischer Tröster).
- Lebenslange exzessive und anhaltende Über- oder Unterempfindlichkeit gegenüber sensorischen Reizen oder ungewöhnliches Interesse an einem sensorischen Reiz, zu dem tatsächliche oder erwartete Geräusche, Licht, Texturen (insbesondere Kleidung und Nahrungsmittel), Gerüche und Geschmäcker, Hitze, Kälte oder Schmerzen gehören können.
- Der Beginn der Störung liegt in der Entwicklungsphase, typischerweise in der frühen Kindheit, aber die charakteristischen Symptome treten möglicherweise erst später in vollem Umfang auf, wenn die sozialen Anforderungen die begrenzten Fähigkeiten übersteigen.
- Die Symptome führen zu erheblichen Beeinträchtigungen in persönlichen, familiären, sozialen, schulischen, beruflichen oder anderen wichtigen Funktionsbereichen. Manche Menschen mit einer Autismus-Spektrum-Störung sind in der Lage, durch außergewöhnliche Anstrengungen in vielen Bereichen angemessen zu funktionieren, so dass ihre Defizite für andere möglicherweise nicht erkennbar sind. Die Diagnose einer Autismus-Spektrum-Störung ist auch in solchen Fällen angemessen.

Vorkommen

Es besteht eine Prävalenz von gemittelt circa 1 Prozent, das heißt, dass weltweit circa jedes 100. Kind ein ASS aufweist. Hierbei werden regionale Unterschiede weiter diskutiert. Jungs erkranken circa 2–3 mal häufiger als Mädchen.

Begleit- bzw. zusätzliche Krankheiten/Störungen aus dem psychischen Bereich

Es finden sich häufiger Störungen im Bereich der Sprachentwicklung, aber auch der Motorik und, wie bereits gesagt , im Intelligenzbereich. Bei circa 75 Prozent der Kinder liegt der IQ unter 90, bei circa 50 Prozent unter 70.

Über 30 Prozent haben begleitend ADHS oder eine isolierte Aufmerksamkeitsstörung. Verbreitet treten auch Angst, andere emotionale Probleme sowie oppositionelles Verhalten hinzu. Im Erwachsenenalter kommt es auch in Abhängigkeit vom Grad der Intelligenzminderung zu vermehrten Verhaltensauffälligkeiten. Häufig werden Persönlichkeitsstörungen festgestellt, es treten wiederum ADHS, Depressionen, Angststörungen, Psychosen und Tic-Störungen vermehrt auf.

VERLAUF UND URSACHEN

Die Symptomatik der in Kinderjahren gestellten Diagnose bleibt relativ stabil bis in das hohe Erwachsenenalter erhalten.

Wird die Diagnose erst später, eventuell im Erwachsenenalter gestellt, so finden sich hier naturgemäß überproportional viele normal und sogar überdurchschnittlich intelligente Betroffene mit guten Kompensationsleistungen.

Die Vererbbarkeit liegt ca. bei 40–80 Prozent und zeigt eine große Variabilität verschiedener Defektarten.

Riskofaktoren

- Höheres Alter von Mutter und Vater (vermutlich über Vererbungsfehler)
- Medikamente in der Schwangerschaft (Valproat, Antiepileptika, selektive Serotonin-Wiederaufnahmehemmer...)
- Röteln-Infektion der Mutter in der Schwangerschaft

DIAGNOSTIK

Wichtig zur Erkennung von Warnsymptomen (die hier nicht alle einzeln aufgeführt werden können) sind die Früherkennungsuntersuchungen (U-Untersuchungen) sowie die Schul-Eingangsuntersuchungen durch die Kinder- und Jugendärzte, Allgemeinmedizinern und hausärztlichen Internisten. Bei Verdacht auf eine Autismus-Spektrum-Störung soll zunächst eine orientierende Abklärung allgemein anerkannten Instrumenten wie beispielsweise Fragebögen sowie ein orientierendes Anamnesegespräch bei (Kinder- und Jugendlichen-) PsychiaterInnen erfolgen. Bei Erhärtung des Verdachts soll die Person an eine besonders spezialisierte Stelle überwiesen werden.

Erwachsene ohne Intelligenzminderung (gemäß Englischer Leitlinie NICE,2013)

Eine Abklärung ist bei folgenden Symptomen erstrebenswert:

1. Mindestens 1 von 3:
— Anhaltende Schwierigkeiten in der sozialen Interaktion
— Anhaltende Schwierigkeiten in der sozialen Kommunikation
— Stereotype Verhaltensweisen, Widerstand gegen Veränderung oder eingeschränkte Interessen

und

2. Mindestens 1 der folgenden Faktoren (oft bei Autismus auftretend):
— Schwierigkeiten, eine Anstellung/Ausbildung zu bekommen oder aufrechtzuerhalten
— Schwierigkeiten, soziale Beziehungen einzugehen oder aufrechtzuerhalten

- Frühere/aktuelle Inanspruchnahme von Dienstleistungen im Bereich psychischer Gesundheit
- (Neuro)psychiatrische Vorgeschichte

Testpsychologisch aktuell am besten bewertet werden laut Richtlinien folgende Tests (je nach Alter):
- CARS,
- ADOS-Modul 1/2 , 2/3 oder 3/4, außerdem
- Sprachentwicklungs – sowie
- Intelligenzteste
- Hör-und Sehstörungen müssen ausgeschlossen werden.

Geräte wie beispielsweise MRT, CCT oder auch Laboruntersuchungen sollen nur besonders begründet zum Einsatz kommen.

Nachdem man genau alle Symptome erfasst hat, müssen Psychiater eine Reihe von anderen Krankheiten und Störungen ausschließen beziehungsweise mit bedenken. Teilweise sind diese bereits oben erwähnt:
- Sprachstörungen
- Globale Entwicklungsstörungen oder Intelligenzminderung
- Psychische und Verhaltensprobleme beziehungsweise Störungen
- Aufmerksamkeitsdefizit-/Hyperaktivitätsstörung (ADHS)
- Emotionale Störungen und Angststörungen
- Affektive Störungen
- Oppositionelles Verhalten/Störung des Sozialverhaltens
- Persönlichkeitsstörungen
- Zwangsstörungen
- Bindungsstörungen
- stereotype Bewegungsstörung
- Psychotische Störungen

THERAPIEZIELE UND THERAPIE

Allgemein formuliert lauten die Ziele:
- Verbesserung der Lebensqualität
- Verbesserung der Teilnahme am Alltag von Betroffenen und Familien
- Verbesserung der Alltagsfähigkeiten
- maximal mögliche Selbstständigkeit erreichen

Dazu sollte die Therapie mit konkreten Zielen geplant werden, wobei man die wichtigsten zuerst angeht. Die getroffenen Maßnahmen sollten nach 1,6 und 12 Monaten auf ihre Wirksamkeit hin überprüft werden.

Da diese konkreten Ziele sowohl individuell als auch meist komplex sind, kann hier nicht näher darauf eingegangen werden.

Allgemein gilt jedoch:
- Angehörige müssen in die Therapieplanung mit einbezogen werden
- Das Fallmanagement sollte in der Hand eines approbiertem, nachweislich für die Behandlung von ASS qualifizierten Experten liegen (FachärztInnen für Kinder- und Jugendpsychiatrie und -psychotherapie, FachärztInnen für Psychiatrie und Psychotherapie, auf Autismus-Spektrum-Störung spezialisierte Kinder- und JugendärztInnen, Kinder- und Jugendlichen-PsychotherapeutInnen, Psychologische PsychotherapeutInnen)
- Ein multiprofessionelles Team sollte sich aus notwendigen Bereichen des Gesundheitswesens (Psychiatrie, klinische Psychologie, Pädiatrie; Ergotherapie, Sprachtherapie, Pädagogik, den Sozialdiensten sowie »unterstützenden Mitarbeitern«, beispielsweise zur Beratung in beruflichen, juristischen Bereichen, bilden.

Wenn man einzelne Ziele erreicht hat, sollen Therapien und unterstützende Maßnahmen geplant beendet werden, um die Selbständigkeit der Menschen zu erhöhen. Klein- und Vorschulkinder, unabhängig von Entwicklungsalter und kognitiven Fertigkeiten. Es soll eine Autismus-spezifische Therapie durchgeführt werden, die früh einsetzt, spätestens ab dem Alter von 2 Jahren bzw. direkt nach Diagnosestellung.

Es soll eine individualisierte, entwicklungsorientierte, verhaltenstherapeutisch-basierte Therapie anhand wissenschaftlich überprüfter Therapiemanuale mit dem Kind einschließlich der Anleitung der Eltern/primären Bezugspersonen bezüglich einer förderlichen Eltern-Kind-Interaktion durchgeführt werden.

Die Therapie soll mindestens über ein Jahr erfolgen. Die Therapie mit dem Kind oder mit Eltern und Kind soll mindestens 2 Stunden pro Woche erfolgen. Zusätzlich sollten Eltern/primäre Bezugspersonen zuhause im Alltag aktiv mit dem Kind interagieren und üben.

Die Therapie soll eine individualisierte Eltern-Kind-Therapie enthalten, in der die Eltern angeleitet werden, zuhause mit dem Kind in einer fördernden Weise zu interagieren, und die Therapie soll spezielle, individualisierte Übungen mit dem Kind enthalten, um neue sozial-interaktive, kommunikative, sprachliche, kognitive und alltagspraktische Fertigkeiten aufzubauen und zu üben.

Diese Übungen mit dem Kind sollen unter Einbezug der Eltern/primären Bezugspersonen entweder in einer therapeutischen Einrichtung oder falls die räumlichen und personellen Voraussetzungen dort entsprechend gegeben sind, im Kindergarten durchgeführt werden und/oder die Eltern/primären Bezugspersonen sollen durch professionelle Therapeuten systematisch in einer therapeutischen Einrichtung oder zuhause angeleitet werden, die Übungen mit dem Kind zuhause umzusetzen.

Falls überwiegend die Eltern zuhause die Übungen umsetzen, soll zum einen die Anleitung der Eltern in der direkten Interaktion mit dem Kind erfolgen, ein ausschließliches Elterntraining ist nicht ausreichend. Zum anderen soll regelmäßiges Video-Feedback durch ausgebildete Therapeuten bezüglich der korrekten Umsetzung der Übungen zuhause erfolgen. Bei der Planung einer Umsetzung zuhause soll zudem auf die elterliche Belastung durch die Therapie sowie die Fertigkeiten der Eltern in der korrekten Umsetzung der Übungen, die elterliche Synchronizität und Responsivität sowie auf einen positiven Affekt der Eltern im Umgang mit dem Kind geachtet werden.

Die Therapie mit Kind und Eltern kann durch eine psychoedukative Gruppe für die Eltern ergänzt werden.

Laut der S3-Richtlinien erwiesen sich folgende Therapien als wirkungslos:

1. Hanen: More Than Words,
2. Reine Elterntrainings, ohne das Kind einzubeziehen (siehe aber C.7.1 Oppositionelles und aggressives Verhalten/Störungen des Sozialverhaltens),
3. Reine Strukturierungsmaßnahmen ohne ein spezielles Training der interaktiven, kommunikativen und alltagspraktischen Fertigkeiten des Kindes,
4. Improvisationsbasierte individuelle Musiktherapie sowie Musiktherapie unter Einbezug der Eltern/Familie,
5. Isoliertes kognitives, Computer- oder iPad-basiertes Training,
6. Auditorische Integrationstherapie,
7. Sensorische Integrationstherapie nach Ayres,
8. Reittherapie oder andere Tiergestützte Therapien,
9. Gestützte Kommunikation.

Manches kann ergänzend, unterstützend angewendet werden, wenn es dem Individuum Lebensqualität verschafft. Unwirksam und abzulehnen sind alle Verfahren, die Bestrafung oder Zwang beinhalten.

Medikamentös kann bei starker Wiederholungsaktivität (repetitives Verhalten) sowie starken Stereotypien , bei Rückzug, bei Hyperaktivität, erhöhter Reizbarkeit und unangemessener Sprache (im Rahmen von oppositionellen Verhalten) der Einsatz von Risperidon oder Aripiprazol sinnvoll sein.

Besonders ist dies in Betracht zu ziehen, wenn die Belastung der betreuenden Personen inakzeptabel wird und andere psychotherapeutische Maßnahmen versagt haben.

Der Erfolg muss nach 3–4 Wochen überprüft werden. Sollten sich keine Effekte nachweisen lassen, die den weiteren Einsatz rechtfertigen, muss es nach sechs Wochen gewechselt und das nächste Präparat erneut überprüft werden.

In keinem Symptombereich haben Vitamine, Mineralstoffe, Omega-3-Fettsäuren und ähnliche Einzelstoffe irgendeine nachvollziehbare Wirkung.

Nicht wenige Kinder (20–33 Prozent), meist mit niedrigem IQ und ASS , zeigen im 2. Lebensjahr einen Rückschritt (Regression) bei bereits erworbenen sprachlichen und sozialen Fähigkeiten.

Entgegen mancher Stimmungsmache gibt es dabei **keinen** Zusammenhang mit Quecksilber/Quecksilberverbindungen oder Impfungen, insbesondere der Mumps-/Masern-/Röteln-Impfung. Ebenfalls findet sich kein Zusammenhang zwischen einer Regression mit Krampfanfällen, gastrointestinalen Symptomen oder Schlafproblemen.

Die Behandlung von Begleiterkrankungen richtet sich weitgehend nach den jeweils dafür vorliegenden S3-Richtlinien.

Die nachfolgend aufgezählten Therapien sollen in keinem Fall bei ASS als Therapie zur Reduktion der Kernsymptomatik oder begleitenden Verhaltensauffälligkeiten der Autismus-Spektrum-Störungen im Kindes-, Jugend-, und

Erwachsenenalter angewendet werden, da sie entweder gesundheitsschädlich oder ethisch bedenklich sind:

- »Ausleitetherapien«, Einsatz von Chelat-Bildnern,
- Behandlung mit Chlorbleiche,
- Darmreinigungstherapie,
- Behandlung mit hyperbarem Sauerstoff,
- Sämtliche Formen von Diäten ohne spezielle medizinische Indikation
- Sämtliche Formen von Nahrungsergänzungsmitteln ohne spezielle medizinische Indikation,
- Sämtliche Formen von Hormon-oder Enzymtherapien ohnespezielle medizinische Indikation,
- Zusätzliche medikamentöse Therapien ohne spezielle medizinische Indikation
- Stammzellentherapie,
- Stuhltransplantation,
- Eigenbluttherapie,
- Elektrokrampftherapie (Nicht verwenden mit dem Ziel der Verbesserung Autismus-spezifischer Symptome der sozialen Interaktion, Kommunikation sowie stereotypes Verhalten und Sonderinteressen. Kann bei fehlender Wirksamkeit anderer Evidenz- basierter Therapien mit dem Ziel der Behandlung einer rezidivierenden depressiven Störung, einer schizoaffektiven Psychose sowie einer Katatonie gemäß Leitlinien eingesetzt werden.),
- Festhalte-Therapie,
- Packing/Ice-Packing,
- Irlen Gläser,
- Doman-Delacato-Therapie,
- Gestützte Kommunikation, da keine Wirksamkeit in RCTs gezeigt werden konnte und die Gefahr der Manipulation besteht.

Bibliographie

Besuch beim Psychiater

Arbeitsgemeinschaft für Methodik und Dokumentation in der Psychiatrie (Hrsg.): »Das AMDP-System. Manual zur Dokumentation psychiatrischer Befunde«, 10. korrigierte Auflage. Hogrefe, Göttingen, 2018

Benkert/Hippius: »Kompendium der psychiatrischen Pharmakotheraspie«, 13. Auflage, 2/2021, Springer-Verlag

Taschenführer zur ICD-10-Klassifikation psychischer Störungen, WHO, 2019

DSM-5®: Deutsche Ausgabe, herausgegeben von Peter Falkai und Hans-Ulrich Wittchen, mitherausgegeben u. a. von Henning Saß, 2020

J. Margraf: »Lehrbuch der Verhaltenstherapie, Band 1: Grundlagen, Diagnostik, Verfahren und Rahmenbedingungen psychologischer Therapie«, 4. Auflage, 2018

J. Margraf: »Lehrbuch der Verhaltenstherapie, Band 2: Psychologische Therapie bei Indikationen im Erwachsenenalter«, 4. Auflage, 2018

F. Shapiro: »EMDR – Grundlagen und Praxis – Handbuch zur Behandlung traumatisierter Menschen.«, überarbeitete Auflage, 2012

L. Reddemann: »Psychodynamisch Imaginative Traumatherapie«, vollständig überarbeitete Neuauflage, Klett-Cotta, 2020

W. Wöller: »Tiefenpsychologisch fundierte Psychotherapie. Basisbuch und Praxisleitfaden«, 5. Auflage, 2018

Schizophrenie

Peter Falkai, Alkomiet Hasan (Hrsg.): »Praxishandbuch Schizophrenie«, München, Elsevier, 2. Auflage, 2019

Unipolare Depressionen

Hautzinger, Stark, Treiber: »Kognitive Verhaltenstherapie bei Depressionen«,1989, Psychologie Verlags Union

Freitod und Selbstmord

M. Wolfersdorf, E. Etzersdorfer: »Suizid und Suizidprävention«, 2011

Erwin Ringel: »Die österreichische Seele«, 13. Auflage, Europa Verlag, Hamburg/ Wien 2001

Selbstvermeidende Persönlichkeitsstörung

P. Fiedler, S. Herpertz: »Persönlichkeitsstörungen«, 7. Auflage, 2016, Beltz

Angststörung

E.S. Becker & J. Margraf, Vor lauter Sorgen … – Hilfe für Betroffene mit Generalisierter Angststörung (GAS) und deren Angehörige, 2. Auflage, Weinheim, 2017, Beltz

Soziale Phobie

Stangier, Heidenreich & Peitz: »Soziale Phobien«, 2009, Beltz

Panikstörung

J. Margraf, S. Schneider: »Panik-Angstanfälle und ihre Behandlung«, 2. Auflage, 1989

Essstörung

T. Baumann et al.: »Behandlung von Essstörungen. Welche Rolle spielen Psychopharmaka?«, Der Neurologe und Psychiater, 2020, 21 (5), S. 57–61

Emotionen

W. Rost: »Emotionen – Elixiere des Lebens«, 2. Auflage, 2005

Rolf Haubl: »Neidisch sind immer nur die anderen. Über die Unfähigkeit, zufrieden zu sein«, 1. Auflage, Beck, München 2009

B. Cohen: »Der ganz normale Neid«, 1988, Kreuz-Verlag

John Updike: »Sucht mein Angesicht«, Roman, 2002, Rowohlt

»Entwicklungspsychologie«, 2002, R. Oerter, L. Montada (Herausgeber)

G. Haug-Schnabel, J. Bensel: »Grundlagen der Entwicklungspsychologie. Die ersten 10 Lebensjahre«, 2017

Autismus-Spektrum-Störungen (ASS)

»S3-Richtlinien Autismus-Spektrum-Störungen,Teil 1, Diagostik«, S.10–12

Online-Ressourcen

www.awmf.org
Arbeitsgemeinschaft der Wissenschaftlichen Medizinischen Fachgesellschaften e. V.

www.psylife.de
Das Online-Magazin für alle, die in Psychotherapie, Beratung und Coaching tätig sind

www.netdoktor.de
Das Gesundheitsportal im Internet

www.psychenet.de
Netz psychische Gesundheit

www.neurologen-und-psychiater-im-netz.org
Das Informationsportal zur psychischen Gesundheit und Nervenerkrankungen

www.familie.de
Das Informationsportal zum Familienleben

www.alzheimerforum.de
Forum für Alzheimer-Angehörige

www.therapie.de
Die Therapeutensuche von Pro Psychotherapie e. V.

www.lexikon.stangl.eu
Online Lexikon für Psychologie und Pädagogik

www.suizidprophylaxe.de/hilfsangebote/adressen/
Deutsche Gesellschaft für Suizidprävention (DGS); Hilfsangebote

www. psychiatrie.de/beratung.html
Der Bundesverband der Angehörigen psychisch erkrankter Menschen e. V.; Übersicht über psychiatrische Hilfen

www.u25-deutschland.de
Mailberatung für Jugendliche der Caritas (U25)

Telefonseelsorge
Telefon: 0800 1110111 oder
0800 1110222 (kostenfrei)
Online: www.telefonseelsorge.de
(Chatberatung und Mailberatung)

Deutsche Depressionshilfe
Infotelefon Depression:
0800 33 44 533 (kostenfrei)
Online: www.deutsche-depressionshilfe.de/depression-infos-und-hilfe/wo-finde-ich-hilfe

Stichwortverzeichnis

D

E

F

G

H

R

S

T

U

V

W

Z

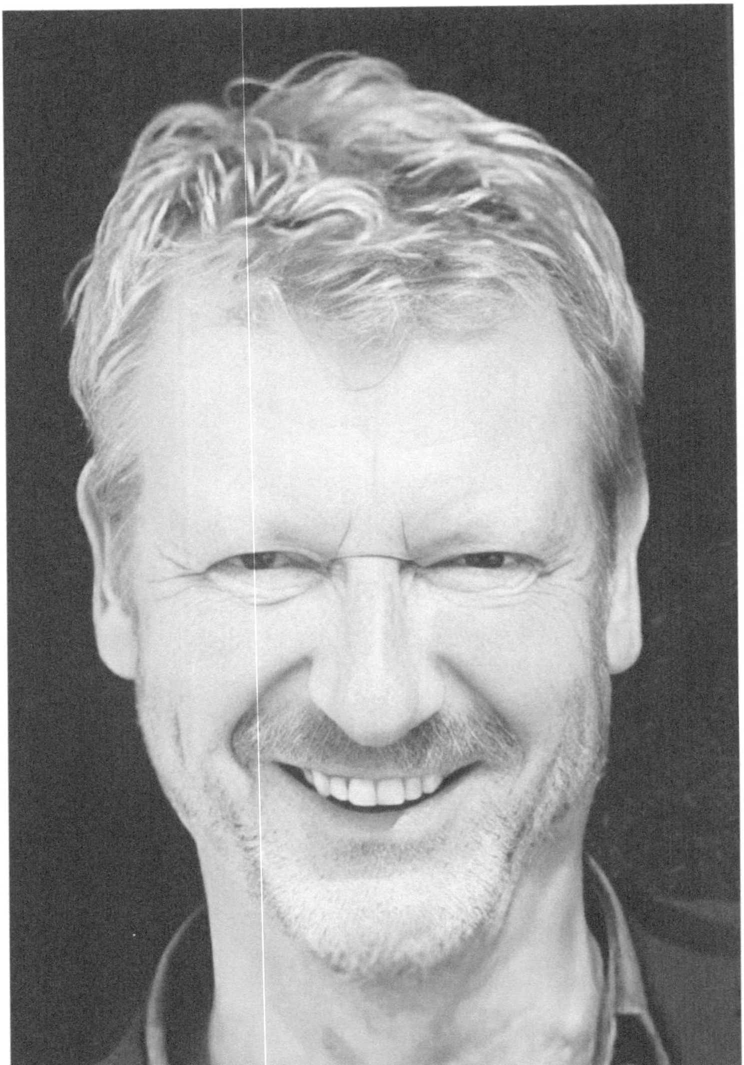

Der Autor

Dr. med. Jürgen Vieten, Jahrgang 1960, betrieb gut drei Jahrzehnte eine Praxis für Psychiatrie und Psychotherapie in Mönchengladbach. Er war einer der Jüngsten, der sich mit dieser Spezialisierung niederließ. In seinem Fachgebiet engagiert er sich vielfältig, besonders liegt ihm das Ende der Stigmatisierung und Ausgrenzung psychiatrischer Patienten am Herzen. Immer wieder arbeitet er medizinische Themen journalistisch auf und versucht durch Zeitungs- und Radiobeiträge, selbstveranstaltete Fortbildungen und auch im TV Verständnis für psychisches Leid zu vermitteln. Er reist sein frühester Jugend intensiv und offen für alle Eindrücke und Kontakte durch Deutschland und die Welt, auch heute noch, sofern es ihm seine Zeit erlaubt.

Ebenfalls seit seiner Kindheit ist er politisch und historisch interessiert. Er war viele Jahre SPD-Mitglied, trat in den 90-gern aus und arbeitete in den 2000-ern aktiv für die FDP in seiner Heimatstadt, bis er auch diese verließ. Er findet in allen demokratischen Parteien gute Ansätze und will sich daher nicht mehr politisch binden. Er führte die überregionale Bürgerinitiative ERWIN, die den »Preis für bürgerliche Zivilcourage« erhielt. Bereits ab 1986 sagte er die Deutsche Einheit voraus. Er hat drei Söhne und liebt außer seiner Frau, Familie, seiner Arbeit, Freunden und Freiheit alles, was das Leben sonst noch lebenswert macht.

Liebe Leserin, lieber Leser,

wenn Ihnen dieses Buch gefallen hat,
würden wir uns sehr über eine positive
und authentische Bewertung freuen.
Rezensionen sind ein wichtiges Feedback
für uns und ein wertvoller Lohn für
unsere Arbeit.

Bewerten Sie direkt über
www.windpferd.de
oder
auf der Website Ihrer
Lieblingsbuchhandlung.

Vielen Dank,

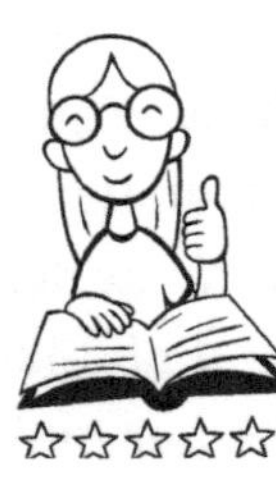

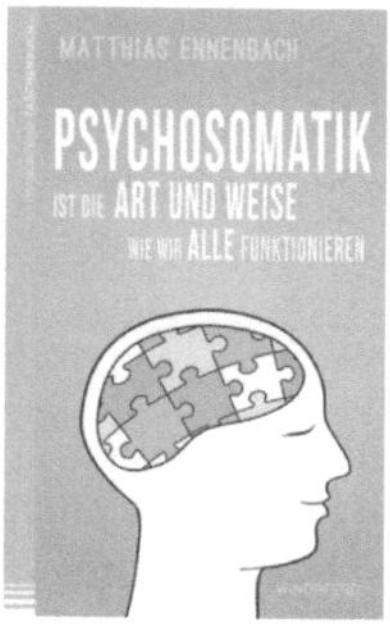

Matthias Ennenbach

Psychosomatik ist die Art und Weise wie wir alle funktionieren

Dr. Matthias Ennenbach hat aus unzähligen Patientengesprächen ein allgemein gültiges Erklärungsmodell entwickelt, das die Psychosomatik aus der „Psychoecke" holt.
Die erleichternde Botschaft: Jeder Mensch funktioniert psychosomatisch! Es gibt weder rein körperliche noch rein psychisch-nervliche Erkrankungen, sondern immer nur ein Wechselspiel von beidem. Und das lässt sich anschaulich darstellen. Wer versteht, wie der innere Motor aufgebaut ist, wie Nerven- und Immunsystem, die Körperspannung, Gefühle und Erinnerungen interagieren, kann mit kleinen Übungen die Selbststeuerung verbessern und Körper und Seele ins Gleichgewicht bringen.

ISBN 978-3-86410-134-2

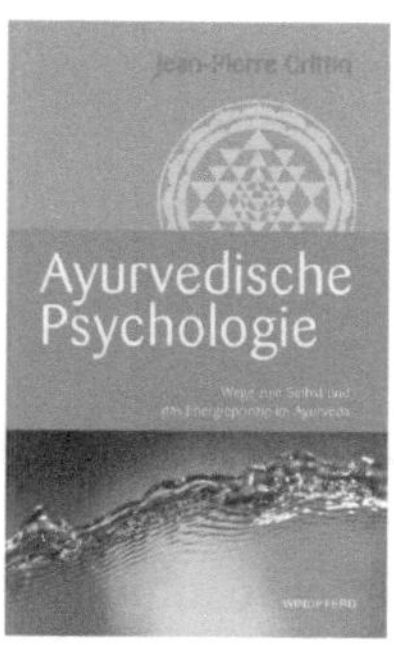

Jean-Pierre Crittin

Ayurvedische Psychologie

Die ayurvedische Psychologie führt durch ihre therapeutischen Ansätze, schnell zu mehr Lebensfreude, Wohlbefinden und Gesundheit, dies macht sie sehr modern. Die meisten psychischen Probleme entstehen, wenn Menschen den Kontakt zu ihrem Inneren verlieren und nur noch in der äußeren Welt funktionieren. Sobald der Kontakt zum eigenen wahren Selbst wiederhergestellt werden kann, ist der Weg frei für ein erfülltes und glückliches Leben.
Dieses Buch liefert eine allgemein verständliche Einführung, die wesentliche Grundkenntnisse des Ayurveda und insbesondere der ayurvedischen Psychologie systematisch vermittelt.

ISBN 978-3-89385-636-7

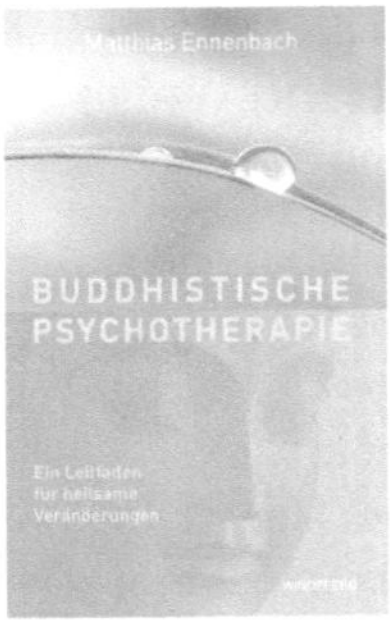

Matthias Ennenbach

Buddhistische Psychotherapie

Dr. Matthias Ennenbach beschreibt in diesem Buch eine heilsame und intensiv erprobte Integration buddhistischer und psychotherapeutischer Behandlungsweisen.
Hier werden sowohl Techniken aus den unterschiedlichen modernen Therapieformen als auch bekannte und darüber hinaus weitgehend unbekannte buddhistische Übungen vorgestellt. Dazu vermittelt es konkrete Erkenntnisse und Methoden zum Überwinden von vermeidbarem und zur schnelleren Bewältigung von unvermeidbarem Leiden. Dieses Buch ist sowohl für Menschen gedacht, die psychotherapeutisch oder beratend tätig sind, aber auch für alle anderen, die sich für Psychotherapie, Buddhismus oder ganz allgemein für das menschliche Funktionieren und Weiterentwickeln interessieren.

ISBN 978-3-89385-639-8

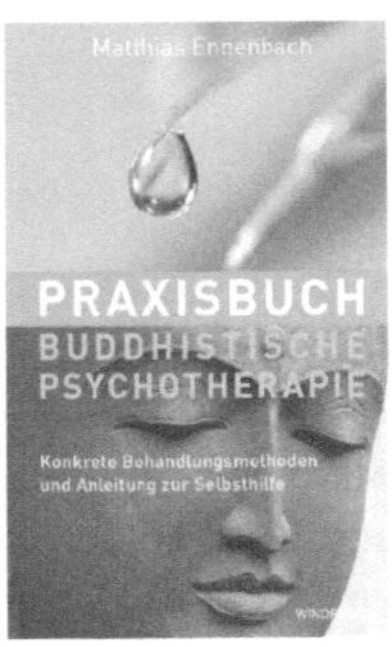

Matthias Ennenbach

Praxisbuch Buddhistische Psychotherapie

Dr. Matthias Ennenbach gibt vielfältige und sehr konkrete Erfahrungen wider, die er in langen Jahren der buddhistischen Psychotherapie-Praxis gesammelt hat. Anschaulich und gut nachvollziehbar wird aufgezeigt, wie Menschen ihre schmerzlichen Probleme mithilfe der Buddhistischen Psychotherapie überwinden konnten.
Dieses Buch bietet erstmals die Möglichkeit, den therapeutischen Prozess innerhalb der Buddhistischen Psychotherapie Schritt für Schritt nachzuvollziehen und als Anleitung zur Selbsthilfe und zur professionellen Begleitung und Behandlung Hilfesuchender einzusetzen.

ISBN 978-3-86410-020-8